名医教你育儿防病丛书

总主编　陈永辉

小儿湿疹

主　编　琚　玮

副主编　王亚君　徐丹慧

编　委　琚　玮　王亚君　徐丹慧　赵慧子

肖睿雪　段晓晶　李　硕　张小华

U0307748

中国中医药出版社

·北　京·

图书在版编目（CIP）数据

小儿湿疹 / 琚玮主编 . —北京：中国中医药出版社，2019.3

（名医教你育儿防病丛书）

ISBN 978 - 7 - 5132 - 4828 - 0

Ⅰ . ①小… Ⅱ . ①琚… Ⅲ . ①婴儿湿疹—防治 Ⅳ . ① R758.23

中国版本图书馆 CIP 数据核字（2018）第 052786 号

中国中医药出版社出版

北京市朝阳区北三环东路 28 号易亨大厦 16 层

邮政编码　100013

传真　010-64405750

河北省武强县画业有限责任公司印刷

各地新华书店经销

开本 710×1000　1/16　印张 10.5　字数 136 千字

2019 年 3 月第 1 版　2019 年 3 月第 1 次印刷

书号　ISBN 978 - 7 - 5132 - 4828 - 0

定价　49.00 元

网址　www.cptcm.com

社 长 热 线　010-64405720

购 书 热 线　010-89535836

维 权 打 假　010-64405753

微信服务号　zgzyycbs

微商城网址　https://kdt.im/LIdUGr

官 方 微 博　http://e.weibo.com/cptcm

天猫旗舰店网址　https://zgzyycbs.tmall.com

如有印装质量问题请与本社出版部联系（010-64405510）

前言
PREFACE

　　作为一名儿科医生，三十余年来我致力于儿科疾病的临床实践，亲眼目睹了许多家长面对生病宝宝的束手无策以及"病急乱投医"的做法，导致宝宝病情无改善甚至加重，最终贻误病情，令人痛心！每当这个时候，我就会萌生这样的想法：将家长培养成孩子的第一任保健医生——在日常生活中能科学育儿，积极预防疾病的发生；一旦宝宝病了，能明白是怎么回事，能简单处理，减轻孩子的痛苦，减少去医院的次数，避免过多地服用药物和过度医疗。

　　现阶段，"就医难，看病贵"的情况仍然存在，尤其儿科，有限的医疗资源不能满足广大患者的需求，使小儿就医显得更加困难。培养爸爸妈妈成为宝宝的家庭保健医生是一件必要且十分有意义的事情。但这需要家长付出十分的用心，相信每位爸爸妈妈都愿意并乐意为宝宝"用心"。

孟母育儿，曾三迁，我们育儿，无须周折，只要您每天用心学习一点点，宝宝就可少受病痛折磨，少去医院，少服药物。这就是我们编写此套丛书的初衷，从一个家庭保健医生的角度出发，使家长们认识了解常见的儿童疾病，掌握简单的家庭调养方法，更好地呵护生病的宝宝，预防疾病的发生。

愿此套丛书能帮助更多的家长科学育儿，使更多的宝宝开心健康成长。

陈永辉

2018 年 1 月 1 日

INTRODUCTION

　　湿疹是小儿时期常见的一种变态反应性皮肤病，就是平常所说的过敏性皮肤病。主要是由于对食物、吸入物或接触物不耐受或过敏所致。近年来随着空气污染的加重、空气中过敏原的增加，过敏性疾病逐渐增多，湿疹患儿的比例也在逐年上升。有的家长认为孩子身上起几个小点没关系，过几天就会好；然而湿疹久治不愈，摩擦部位合并擦烂，若护理不当常有继发感染可泛发全身，此时患儿往往夜不能眠、烦躁不安，感染严重者可有发热。为了使孩子们能在患"湿疹"这一最常见的疾病时得到正确的处理，家长应该了解一些湿疹的相关知识，明确它的原因是什么，患病后如何正确处理以及如何预防，为孩子的健康成长打下良好的基础。

　　本书以问答的形式详细介绍了小儿湿疹的病因、症状表现、相关并发症、中西医防治方法、饮食调养、家庭护理等患儿家长所关心的问题。其内容涉及面较广，力求做到深入浅出，通俗易懂。因湿疹的诊治成人和小儿有很多相同之处，可以互为补充并存，书中不可避免地引用了成人相关的通用处理原则、治疗和分型等。希望一册在手，犹如一位经验丰富而又不厌其烦的医生伴随在患儿家长左右。从此，家长在孩子起湿疹时不再惊慌失措，加上精心护理，争取让孩子早日痊愈，远离湿疹的困扰。

　　本书在编写过程中参阅并引用了许多相关著作及文章，恕未予以一一注明，谨向原作者致以衷心的谢忱。由于作者水平所限，书中错误、疏漏之处在所难免，敬请各位同道及广大读者批评指正。

编者

2018 年 2 月

目 录
CONTENTS

NO.3
我家孩子得了湿疹了吗

NO.4 湿疹的最新中西医治疗方法

NO.5
孩子得了湿疹，家长是最好的保健医

NO.6
药食同源，应该给孩子这样吃

NO.7
预防、养护与康复

小儿湿疹

NO.1

你了解湿疹吗

湿疹是一种常见的变态反应性、非传染性、过敏性表皮炎症，它的发生除了与宝宝接触致敏物质如奶、鱼、虾、肉、蛋等有关外，还与宝宝皮肤娇嫩、皮肤角质层薄、毛细血管丰富、内皮含水及氯化物较多有密切关系。此外，机械性摩擦、肥皂、唾液、溢出的奶汁等的刺激也是该病发生的诱因。湿疹是一种容易复发的皮肤病，多数患儿表现为慢性湿疹。

1 婴儿湿疹和奶癣一样吗

出生一个半月的乐乐，长得白白胖胖，挺招人喜欢的。由于妈妈要上班，不得已只能让乐乐吃奶粉。妈妈为乐乐买了最好的奶粉，可乐乐不知怎么了，吃了奶粉后身上就起了小疹子，尤其在双颊、头皮、额部、眉间、颈部、颌下或耳后疹子较多。妈妈起初以为是痱子，就给乐乐涂了爽身粉，可疹子还是不退。妈妈有些着急了，就带乐乐去医院了。医生检查后告诉乐乐妈妈这是婴儿湿疹，可能是由于奶粉过敏引起的，要马上停止现在所吃的奶粉，吃母乳或换一种奶粉。那么，到底什么是婴儿湿疹呢？

婴儿湿疹俗称"奶癣"，是一种常见的与变态反应有关的皮肤病。小儿时期以婴儿湿疹最常见。婴儿湿疹一般都出现在出生后 1～3 个月，多见于对牛奶过敏的婴儿。半岁后逐渐减轻，1 岁半后大多数病儿逐渐自愈。

皮疹呈多形态，伴有瘙痒、反复发作的特点。常发生于双颊、头皮、额部、眉间、颈部、颌下或耳后，也可扩展到其他部位。皮疹形态开始为散发小丘疹或红斑，逐渐增多可见小水疱，有黄白色鳞屑及痂皮。

专家提醒：

婴儿最好采用母乳喂养，减少湿疹发生。

2 小儿湿疹的患病率如何

小新的妈妈因为孩子湿疹去医院看病，竟然挂的是 70 号，等到自己的孩子看完后，已经挂到 100 多号了，周围全是来看湿疹的孩子。小新妈妈感慨：现在得湿疹的孩子怎么这么多啊？

现在"湿疹宝宝"越来越多，某医院皮肤科主任说，皮肤科每天的门诊量在 400 ～ 600 人次，其中看湿疹的患儿约占了六成，而在 1 岁以内的小婴儿中，约八成是看湿疹的。在很多医院，湿疹都是"主打病"。多数孩子要过"湿疹关"，只是轻重的问题。长湿疹是宝宝出生后对外界环境的一个自然免疫适应过程，接触新的环境或食物都可能让宝宝出湿疹。

那么，是什么原因导致湿疹患儿越来越多呢？

一方面，是因为现在的环境和饮食较以前更为复杂，如居室装修、各种洗涤用品的使用，食物越来越多样化、复杂化，而且添加了各种防腐剂、添加剂等，都让宝宝更难适应。

另一方面，家长对孩子也越来越重视，皮肤稍微有点发红、发痒，起几个小红疙瘩，都会紧张地赶紧跑医院。

专家提醒：

现在湿疹宝宝越来越多，家长要加强预防和护理，减少湿疹的发生。

3 宝宝在什么季节容易患湿疹

寒冷的冬季马上就要到来，轩轩穿得也越来越厚。可是，早上起床时妈妈发现轩轩身上出现了很多小红点，于是立刻带他来医院，医生说孩子起湿疹了。轩轩妈妈不明白了，冬天也会起湿疹吗？一年中都什么时间会发病呢？

婴儿湿疹全年皆可发病，无明显的季节性，多为散发性，但冬春季及夏季易复发。

春季，随着气候变暖，空气中花粉等过敏物质逐渐增多，由于婴儿的皮肤角质层较薄、毛细血管网丰富而且内皮含水及氯化物较多，对各种刺激因素较敏感，有过敏体质家族史的宝宝容易发病。如果父母中的一方曾患有过敏性疾病，或曾得过湿疹，那么宝宝患湿疹的可能性很大。

夏季，气候炎热，气温较高，且多以潮湿多雨天气为主，导致宝宝时常汗出，如果汗后肌肤不能及时清洗，妨碍其正常呼吸，容易诱发湿疹。

寒冷的冬季也是婴儿湿疹的高发季节，由于冬季气候寒冷干燥，婴儿的皮肤有时难以适应，如果家长护理不到位，容易出现皮肤湿疹。

专家提醒：

　　婴儿湿疹并不只是单独发生于潮湿的季节，在冬春两季均属于高发期，因此家长要做好预防工作。如果出现皮炎湿疹状况，一定要及时就医，以免耽误病情。

4 婴儿湿疹有哪些类型

　　宝宝出生刚刚 1 个月，吃奶吃得好好的，最近不知怎么回事，小脸皮肤红红的，上面油油的还有皮屑，可把妈妈吓坏了。急忙带宝宝来医院，医生说宝宝脸上是婴儿湿疹。宝宝的湿疹怎么和其他的不一样呢？到底湿疹有哪几种类型呢？

　　根据发病年龄及皮损特点，将婴儿湿疹分为三型：

　　（1）脂溢型：多见于出生后 1 ～ 3 个月，以颜面部为主。皮肤潮红，覆盖黄色油腻性鳞屑。

　　（2）渗出性：多见于 3 ～ 6 个月肥胖婴儿。表现为开始在头面部，以后可蔓延全身。面颊出现红色小丘疹，小水疱及红斑。可有红肿、糜烂、渗出，黄色结痂。

　　（3）干燥型：多见于 6 ～ 12 个月婴儿，出现在面部、躯干、四肢两侧。表现为丘疹、红肿鳞屑及结痂。

专家提醒：

不同年龄段湿疹的表现不一，家长要加强护理，尽早发现、尽早治疗。

5 湿疹喜欢"长"在哪些部位

3岁的小月月圆圆的脸蛋，胖乎乎的，十分可爱，可最近不知怎么了，小月月经常搔抓自己的小手，细心的妈妈发现小月月手上起了一些小水疱，有的已经结痂。妈妈以为小月月起了水痘，就赶紧到医院来看病。医生看了看说这不是水痘，是湿疹。小月月妈妈有些疑惑了，湿疹还可以长在手上吗？到底湿疹喜欢"长"在哪些部位呢？

湿疹是一种常见的由多种内外因素引起的表皮及真皮浅层的炎症性皮肤病，一般认为与变态反应有一定关系，其临床表现具有对称性、渗出性、瘙痒性、多形性和复发性等特点，也是一种过敏性炎症性皮肤病。其皮疹呈多样性，对称分布，剧烈瘙痒，反复发作。湿疹可以"长"在很多部位。手部很常见，最大特点是易受气候影响，多见冬天加重，而夏季缓解。常常侵犯指背，皮损表现为浸润增厚较明显，可伴皲裂及脱屑，奇痒难言，往往因洗涤剂等刺激而导致病情恶化。

另外，以下部位也可以发生湿疹：

（1）耳部：惯发在耳后皱襞处，中医称"旋耳疮"。皮损呈红斑、糜烂、渗出少许、结痂及皲裂，多对称分布，痒感较著，易并发感染。以儿童患者占多数。

（2）女阴或阴囊：发生于女阴或阴囊部位，皮损呈红斑、糜烂及渗出，也可出现苔藓样变，色素沉着明显，该部位湿疹由于神经分布丰富故自觉奇痒难忍。

（3）肛门：病发于肛门处，亦可涉及附近皮肤，皮损常为浸润肥厚，湿润或少许渗出，也能引起皲裂、剧痒。

（4）小腿：此型临床也较为常见，好发生在胫部内、外侧面，分布对称，皮疹表现与急性或慢性湿疹相同。某些患者并发静脉曲张，多发生在小腿下 1/3 处，患处因血液回流障碍，可引起慢性瘀血，局部色素沉着颇著，有的还可发生溃疡。

专家提醒：

湿疹可以长在很多部位，家长要高度重视，一旦发现应及时到医院治疗。

6 小儿湿疹和成人湿疹是一回事吗

5 岁的楠楠最近身上起了好多湿疹，爸爸说没关系，因为楠楠妈妈身上总会起湿疹，家里治疗湿疹的药膏有好多，随便用上一种就可以了。楠楠爸爸说得正确吗？孩子湿疹和大人湿疹一样吗？湿疹药膏小儿和成人可以混用吗？

小儿湿疹和成人湿疹，本质上是一回事。但小儿湿疹（包括婴儿湿疹和幼儿湿疹）的疹型与成人湿疹不完全一样。另外，因为小儿和成人的免疫力不同，所表现出来的疹型也不尽相同。

婴儿湿疹多见于面部，轻者（干性）只有红斑、丘疹；重者（湿性）

则有水疱、糜烂、渗水、结痂。一般在 3～4 岁后逐渐痊愈，大部分不复发，少部分会反复发作。

幼儿湿疹由婴儿湿疹延续而来，或婴儿期未发病而到幼儿期才起病。幼儿湿疹病程较长，疹型比婴儿湿疹复杂，除红斑、水疱、糜烂、结痂外，还有丘疹、小结节、小风团和苔藓化，且皮疹更痒，血痂、抓痕也多。幼儿湿疹好发部位常不在面部而在四肢屈侧和皱褶部，如腋窝、肘窝、腹股沟等处。皮疹多半干燥，搔抓后易合并化脓感染。

专家提醒：

　　小儿湿疹和成人湿疹在本质上虽然是一回事，但因为孩子的皮肤比较娇嫩，使用药物剂量要稍小，而且很多西药孩子都不能用，不能直接采用成人治疗湿疹的方案，最好采用儿童专用药品或中药治疗。

7 湿疹有哪些危害

　　湿疹是一种常见的由多种内外因素引起的表皮及真皮浅层的炎症性皮肤病。湿疹的病因很复杂，关键在于患者本身常为过敏体质，即对外界各种刺激非常敏感。包括食物因素，如鱼、虾、蟹、奶制品、特定蔬果；吸入物，如皮屑、尘螨等；各种理化刺激，如动物皮毛、染料及含镍、铬、汞的化合物，以及日光、潮湿、多汗、搔抓等。消化不良、肠道寄生虫、感染、精神紧张、劳累、内分泌紊乱等，也会成为发病因素。

湿疹的危害主要包括以下几方面：

危害一：湿疹治疗不及时或治疗方法不科学会导致色素沉着或瘢痕。

危害二：具有遗传性。湿疹跟过敏一样，属于过敏反应的一种，遗传概率可达 50%。

危害三：能对患者造成外观损害。在湿疹早期或急性阶段，患处有成片的红斑、密集或疏散的小丘疹，或是肉眼难见的水疱，严重时有大片渗液及糜烂。在亚急性状态，渗液减少及结痂，患处由鲜红变暗红，没有大片的糜烂。在慢性状态，渗液更少或完全干燥而结痂，往往和鳞屑混合而成鳞屑痂。患处颜色更暗或发生色素沉着，有时色素减少，在皮纹尤其运动程度较大的部位容易发生裂口。长期摩擦、搔抓能引起显著的苔藓样变。

危害四：瘙痒难耐影响正常生活。湿疹使人瘙痒难忍，无论身体的哪一部位患了湿疹，都会因剧烈的瘙痒给患者带来较大的痛苦，甚至影响其正常的生活。湿疹长时间治疗不彻底可导致精神萎靡、烦躁甚至精神障碍。若病情反复迁延，还会阻碍孩子正常的生长发育。

专家提醒：

患儿常因湿疹发作时瘙痒而烦躁不安，夜间哭闹而影响睡眠，年长儿可表现为不能专心学习和正常生活。家长应尽量避免孩子搔抓，以免病情加重。

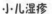
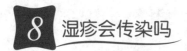

8 湿疹会传染吗

4岁的小丹丹可喜欢游泳了,妈妈经常带丹丹去游泳馆,可最近几天丹丹有点郁闷,因为身上起了疹子,小朋友都不愿跟小丹丹一起游泳,怕被小丹丹传染。那么,湿疹到底有没有传染性呢?

湿疹是不会传染的,因为湿疹是由于身体对内在或外界刺激所产生的一种身体变态反应。患者往往是过敏体质,这种过敏体质一般和遗传因素及刺激因素的强弱程度有关,往往是在特定的人群中才会发病,因而是不必担心湿疹造成传染的情况。

专家提醒:

湿疹是一种较为常见的由多种因素引起的表皮及真皮浅层炎症,且常反复发作,难以治愈。但是湿疹不是传染病,孩子及家长不要有心理负担。

9 活在湿疹宝宝皮肤上的微生物危害大吗

某些微生物尤其是葡萄球菌,在大多数湿疹宝宝的皮肤中会被发现。但葡萄球菌的出现并不意味着感染,它只表明湿疹宝宝对这类细菌超级敏感,湿疹也许会恶化。由于摩擦和皮肤干裂,湿疹宝宝很容易感染,急性湿疹常伴随着细菌感染,通常需要用抗生素治疗。宝宝感染令人焦虑,要立刻看医生。宝宝要远离疱疹患者,否则病毒也许会遍布全身皮肤。湿疹宝宝易感染疣和软疣，而出现无数小的白色凸起，并持续很久，通常为 6 个月到 1 年，有时甚至更长，但无论治疗还是不治疗，最终都会消失。

专家提醒：

　　因为这些微生物的存在，湿疹宝宝的皮肤很容易感染，导致不良后果，家长要尽量避免宝宝搔抓。

10 得了湿疹最"怕"什么

　　湿疹令人瘙痒难受，挠不得（越挠皮肤破损越重），痒难止，拿它没办法，实在头痛。那么得了湿疹，应该注意什么呢？得了湿疹最"怕"什么？

　　（1）"怕"乱抓痒：湿疹最主要的症状就是痒，而抓痒使皮肤不断受到刺激，因而会越抓越痒。其结果是使皮肤病变区更加粗糙和苔藓化，而抓破皮肤又会引发感染。

　　（2）"怕"肥皂洗擦：湿疹患者最怕各种刺激。肥皂特别是碱性强的肥皂对皮肤也是一种化学刺激，会使皮肤病变加重，故患者平时宜少用肥皂擦洗。必须使用洗涤用品时，应在病情基本控制的情况下，用无刺激、不含香料或适合婴儿沐浴的含燕麦的用品，但也不可随意使用。

　　（3）"怕"热水烫：有的患者因痒得难受就用热水烫，结果使皮肤毛细血管扩张，红肿加重，病变区渗液增加，病情更重。故患有湿疹者不宜过勤地用热水烫洗，亦不可用力摩擦。

　　（4）"怕"吃刺激性食物及腥膻发物：酒、浓茶、辣椒、咖啡等刺激性食物及鱼、虾等食品会使湿疹加重，因而应避免食用。

（5）"怕"乱用药：湿疹病程长，易反复发作，难治愈，而患者求治心切，往往滥用药物，其结果是事与愿违，病情不但未能减轻，反而加重。一般来说，最好用些艾洛松或尤卓尔，副作用相对较小，也可选用苯海拉明霜或维生素B霜。

NO.2

为什么我家的孩子会得湿疹

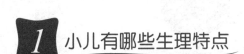

1 小儿有哪些生理特点

（1）皮肤：新生儿（出生后1个月内）的皮肤非常娇嫩，极易损伤。婴儿（1岁以内）皮肤已趋向成熟，但总的来说，较成人仍明显为薄，外观平坦、细嫩，纹理细腻，抵抗力差，容易损伤。小儿体表面积比例较成人大，因而散热面大，吸收面也大，药物外用时要当心吸收过量而引起药物中毒或产生不良反应。由于小儿的皮肤血管系统相当发达，血管网比成人更接近表皮，因此其对内外环境影响的反应也更为强烈、灵敏。另外，小儿皮肤结缔组织中富含基质，皮肤组织含水量也高于成人，这就容易发生急性炎性水肿。因此，小儿皮肤即便受到轻微刺激也易损伤、出血；出汗稍多时，皱褶部位就会潮红、糜烂，特别是会阴、臀部及股部皮肤因受汗、尿、粪的刺激而容易感染、发炎。再者，新生儿和婴儿皮脂腺多，分泌旺盛，头皮上厚厚一层的黄痂实际上相当于成人的脂溢性皮炎。新生儿由于中枢系统不成熟，出汗功能极差，热适应能力很弱。到2岁半时，幼儿活动性汗腺数量猛增，中枢系统又常处于兴奋状态，因而这段时期幼儿极易出汗，并易伴发汗疹。同时，新生儿由于皮下脂肪密度较大，寒冷季节容易硬变，从而导致硬皮病。

（2）免疫系统：小儿的非特异性免疫功能尚未发育完善，随着年龄的增长可逐渐发育成熟。新生儿和婴幼儿皮肤角质层薄嫩，易破损，屏障作用差；肠壁通透性高，胃酸较少，杀菌力低。婴幼儿的淋巴功能尚未成熟，屏障作用较差。新生儿的各种吞噬细胞功能可呈暂时性低下，除了分娩过程中缺氧的原因外，还与新生儿期缺乏血清补体、调理素、趋化因子有关。新生儿体内的各补体成分均低于成人，其 C_1、C_2、C_3、C_4、C_7 和备解素的浓度约为成人的 60%，而补体旁路激活系统的活性低下者更多。在出生后 6 ～ 12 个月补体浓度或活性才接近成人水平。

专家提醒：

小儿皮肤薄、防御功能差，加之免疫系统功能尚未健全，较成人更易出现湿疹，因此家长在日常护理时要格外注意。

2 为什么小儿容易患湿疹

妈妈今天刚给小旭东买了件新内衣，晚上就给小旭东换上了。结果小旭东晚上总是哭闹不安，出现夜惊、夜啼，手还乱抓皮肤，又起了好多小红疹子。妈妈一看吓坏了，知道是湿疹又犯了，第二天一大早就去医院就诊，开了点外用药。妈妈问医生，宝宝白天还好好的，怎么一下子又犯湿疹了呢？医生解释说这与孩子穿的化纤衣服有关，建议给穿孩子棉质的贴身内衣。妈妈回家就给小旭东买了件棉质内衣，没过几天小旭东身上的疹子就下去了。那么，小儿湿疹到底是哪些原因引起的呢？

湿疹的发病是由多种因素互相作用所致：

🦋 **遗传因素**

某些类型的湿疹与遗传有密切的关系。

环境因素

研究证实，环境因素是湿疹患病率增加的重要原因之一。环境包括群体环境与个体环境，人类的群体环境致病因素是指室外大范围的空气、水、土壤、放射源、大面积的致敏花粉植被、大面积的气传致敏菌源等。个体小环境是指个体的生活环境。由于人们生活中约2/3的时间在室内，因此，个体小环境对湿疹的影响更加密切。

环境因素的影响主要是指日益增多和复杂的环境性变应原，包括：

（1）人造织物、人造皮革及与衣着有关的印染剂、漂白剂、光亮剂、防蛀剂、防霉剂、坚挺剂等现代衣着环境性变应原。

（2）人造食品、方便食品、反季食品，以及用于食品生产的化肥、农药、人工饲料、饲料添加剂和用于食品加工的防腐剂、氧化剂、香料、色素、催熟剂、增稠剂等现代饮食环境性变应原。

（3）人造建筑构件、化学涂料、塑料制品、橡胶制品、人造纤维、胶合剂、防水剂、家用及办公室电子器材所产生的电磁辐射、居室清洁剂、杀虫剂等现代居住环境性变应原。

（4）化学燃料燃烧所产生的气体、制造汽车、船舶、飞机的材料、沥青路面、马路旁绿化植物的花粉等现代交通环境性变应原。

（5）洗涤剂工厂中制造洗涤剂所用的酶制剂、塑料工厂的甲苯二异氰酸酯、橡胶工厂的乳胶、制药厂的抗生素及其他化学原料等现代职业环境性变应原。

（6）某些现代生活方式有关的环境性变应原，如使用化妆品及猫、鹦鹉等的毛屑。

若人体长期生活在这种不良环境下，可导致免疫功能失调，最终造成对环境的变态反应，从而引起湿疹。

感染因素

某些湿疹与微生物的感染有关，这些微生物包括金黄色葡萄球菌、马拉色菌、气源性真菌（如交链孢霉、分枝孢霉、点青霉、烟曲霉、镰刀霉、产黄青霉、黑曲霉及黑根霉）等。其依据主要有三个方面：

（1）某些湿疹患者的皮损微生物检出率较高。

（2）皮肤微生物对某些湿疹有致病作用。在临床上无可疑细菌感染的湿疹患者中，急性湿疹皮炎患者皮损处金黄色葡萄球菌及总细菌阳性率最高，分别为46.1%、76.9%，均高于慢性湿疹及亚急性湿疹皮炎患者。

（3）抗微生物治疗对某些湿疹患者有效。有广泛渗出、皮损的特应性皮炎，系统使用抗生素常能收到较好疗效，这是因为患处局部发生了细菌感染。现已明确，马拉色菌与脂溢性皮炎有关；细菌感染，尤其是金黄色葡萄球菌感染与盘状湿疹有关。皮炎湿疹是发生在原发皮肤感染灶周围的湿疹样损害，皮损常继发于原发皮肤感染。皮肤癣菌病患者有肯定的原发性皮肤癣菌感染，在新发皮损处查不到真菌，皮损随原发皮肤癣菌感染灶的消退而消退。

饮食因素

人类的食物品种极多，一般可分为植物类、动物类、矿物类，而在近代的食物中还经常应用一些化学合成的食物，如糖精、醋酸、枸橼酸、香精、合成染料等。这些食物可引起食物的变态反应，从而导致湿疹的产生。有文献报道，在我国容易引起变态反应的食物主要有富含蛋白质的食物，如牛奶、鸡蛋等；海产类食物，如鱼、虾、蟹等；具有特殊刺激的食品，如辣椒、酒、芥末、胡椒、姜等；某些生吃的食品，如生葱、生蒜、生西红柿等；某些生食的壳类果实，如杏仁、栗子、核桃等；水果类，如桃、葡萄、荔枝、香蕉、菠萝、桂圆、芒果、草莓等；某些富含细菌的食品，如死鱼、死虾、死螃蟹及不新鲜的肉类等；某些富含真菌的食品，如蘑菇、酒糟、米醋等；某些富含蛋白质且不易消化的食品，如蛤蚌类、鱿鱼、乌贼等；种子类食品，如各种豆类、花生、芝麻等。此外，食物生化研究还发现，在香蕉、菠萝、茄子、葡萄酒、酵母中含有较高的组胺成分；鸡肝、牛肉、香肠内亦含有相当多的组胺，均可导致湿疹的发生。

药物因素

药物因素是某些湿疹，尤其是湿疹型药疹的最主要原因。一般来说，任何药物均有引起湿疹型药疹的可能，但常见的主要为：

（1）乙二胺类抗组胺剂（如氨茶碱、哌嗪）、安息香酊吸入剂、普鲁卡因、醋磺己脲、对氨基水杨酸、食物和药物中偶氮染料、氯噻嗪、氯磺丙脲、甲苯磺丁脲、水合氯醛、氯碘羟喹、碘化物及有机碘化物、X线造影剂、链霉素、卡那霉素、庆大霉素、巴龙霉素、硝酸甘油、氨基汞、秘鲁香脂、苯佐卡因和对氨基苯甲酸甘油、遮光剂、三氯叔丁醇、硫酸新霉素等，主要引起系统性接触性皮炎。

（2）氨苄青霉素、阿莫西林、镍、肝素及汞，主要引起狒狒综合征。

（3）青霉素、甲基多巴、别嘌醇、吲哚美辛、磺胺、金制剂、喹宁、氯霉素、可乐定与平阳霉素等，主要引起内源性湿疹。

湿疹型药疹一般具有以下特点：①湿疹型药疹为后天获得，虽然和过敏体质与遗传有密切关系，但药物过敏不能直接由亲体遗传；②湿疹型药疹一般均发生于多次药物接触后，而绝少发生于首次接触者；③湿疹型药疹的首次发病均有潜伏期，一般至少1周左右，而再次发病则无潜伏期，可以即刻发病；④湿疹型药疹的激发剂量一般均较低，患者一旦致敏，往往可由极少量的药物接触而致发作；⑤湿疹型药疹一般具有典型的症状或体征；⑥湿疹型药疹患者仅见于少数用药患者。

其他因素

湿疹的产生尚可由苦闷、疲劳、忧虑、紧张、激动、失眠等精神神经因素，以及紫外线、寒冷、潮湿、干燥、摩擦等物理因素引起。此外，慢性胃肠疾病、慢性酒精中毒、肠寄生虫病及新陈代谢障碍、内分泌失调等皆是湿疹发生的原因。

诱发湿疹的原因很多，主要有：

（1）对牛羊奶、牛羊肉、鱼、虾、蛋等食物过敏。

（2）过量喂养而致消化不良。

（3）吃糖过多，造成肠内异常发酵。

（4）肠寄生虫。

（5）强光照射。

（6）肥皂、化妆品、皮毛、花粉、油漆的刺激。

（7）乳房接触致敏原，或吃了某些食品通过乳汁影响婴儿。

（8）遗传倾向。

专家提醒：

　　很多原因可导致湿疹的发生，不仅会给生活带来麻烦，还会影响容貌。每个患者湿疹的严重程度不一样，处理方法也不同。所以，当有湿疹症状时就要及时进行一些治疗，以免病情更加严重。切勿不明情况乱涂药膏。

3 湿疹是否是由"湿"引起的

　　2个月的妞妞全身出现红疹子。最初，父母并没有特别在意，可经过一段时间的家庭护理，未见任何效果。于是，父母带着妞妞来医院就诊。经了解，妞妞出生后一直是母乳和配方奶粉混合喂养的。近来全身，特别是面部和头皮出现很多不规则的红色皮疹，有些部位都可连成片。耳后还出现小裂痕，有淡黄色液体渗出。妞妞妈抱怨说：就是因为前2周天气变化，保姆给孩子穿得较多，孩子出汗多，身上经常是"湿"的，才会出现这样的情况。孩子得湿疹的诱因到底是什么？是否与"湿"有关？

孩子身上出现的皮疹是典型的湿疹。湿疹是一种慢性皮肤疾病，主要原因是对食入物、吸入物或接触物不耐受或过敏所致。患有湿疹的孩子起初皮肤发红，出现皮疹，继之皮肤粗糙、脱屑，抚摸孩子的皮肤如同触摸在砂纸上一样。遇热、遇湿都可使湿疹症状显著。许多物质又会诱发或加重湿疹症状，如食用蛋白质尤其是鱼、虾、蛋类及牛乳，接触化学物品（护肤品、洗浴用品、清洁剂等）、毛制品、化纤物品、植物（各种植物花粉）、动物皮革及羽毛，发生感染（病毒感染、细菌感染等）、日光照射，环境温度高或穿着太暖、寒冷等，都可以刺激宝宝的湿疹反复发作或加重。有一种特殊类型的小儿湿疹，好发生在孩子的肛门周围，常伴有蛲虫感染，称为蛲虫湿疹。

中医学认为，湿疹病因系内湿和外湿两邪合而为患；临床表现有水疱、渗出等湿的特点；病程像湿一样重浊黏腻，缠绵难愈。故湿疹与湿气有着密切关系。因此，这里所说的"湿"指的是中医学中的"湿邪"。

专家提醒：

湿疹本身不是由潮湿所致，但潮湿可以促使湿疹加重。给孩子洗完澡，或是孩子出汗后，皮疹都会变得更加明显。第一次引起家长重视往往是洗澡后，因此将原因推为洗澡后身体没擦干等潮湿因素，这种观点是不正确的。

4 小儿湿疹的发生与气候有关吗

4月，南方经历着旷日持久的降雨，仿佛泡在一块巨大的湿海绵里。然而过于湿润的天气对于人体皮肤来说却未必是件好事，许多孩子甚至成人都得了皮肤病，其中小儿湿疹的患者尤其多。到底是什么原因引起的？小儿湿疹的发生与气候有关吗？

的确，小儿湿疹的发生与气候有密切的关系。皮肤长期处于滋生细菌的湿气中，容易引发各种皮肤疾病。因此，在潮湿的南方，祛湿保肤刻不容缓。潮湿的空气有利于链球菌的生长繁殖和传播，若居住的地方通风、采光条件不好，容易诱发和加重类风湿关节炎等与气候变化密切相关的疾病。暖湿天气，同样也是螨虫、真菌繁殖的好时机，人们在这样的环境中易被湿疹、皮癣、足癣（脚气）等真菌感染，从而诱发各种皮肤病。

那么，针对这样的情况如何预防皮肤病的发生呢？

（1）如果室内回潮严重，家具、墙壁、地板湿气聚集成水滴，要及时将其擦干。家中若有"气象关节"之称的类风湿关节炎及骨关节炎、老年性关节炎等疾病患者，最好备一个空气湿度测量计，当室内空气湿度超过65%时，可开启暖风机、电暖炉等降低室内空气湿度。

（2）注意保持室内环境清洁，保持皮肤特别是双脚的洁净干爽。毛巾、鞋袜等一旦受潮要及时烘干。晾晒的衣物，尤其是女性的贴身衣物要彻底干透再穿，以防真菌性阴道炎、皮肤湿疹等疾病的发生。

一定要注意保持皮肤的清洁。湿疹本身已经破坏了皮肤的屏障功能，如果不注意保持清洁，便会引发感染、化脓，使许多微生物乘机侵入，加重湿疹的症状。洗澡时，只需用温水冲洗就行了，这样可以减少感染的机会，但不要洗得太勤，少用肥皂类的清洁剂。对日光过敏者，要采取避光措施，切勿有病乱投医，越治越严重。

（3）湿疹的瘙痒让很多患者难以忍受，一定要记住，再痒也不能搔抓，因为搔抓并不能止痒，反而会加重皮疹，使皮痒更加明显，还可能引发感染，使湿疹变得越来越严重和复杂。

专家提醒：

　　春季气候回潮严重，要谨防皮肤疾病滋生，尤其是小儿湿疹的发生。小儿湿疹是一种过敏性疾病，不注意保护就会反复发作。一定要及早治疗，改善过敏体质，查找过敏根源。如果由急性转变为慢性，治疗起来可就困难了。

5 穿瘦腿袜也容易引发湿疹吗

　　9岁的玲玲眼睛大大的，小嘴也很能说，十分招人喜欢，唯一的不足就是体型太胖。一次偶然的机会，玲玲妈妈看到了一则广告，说静脉曲张袜可以减肥。产品的推荐上号称静脉曲张袜不仅能燃烧脂肪、雕塑美腿，还能防止静脉曲张，减缓浮肿、变形、酸痛、变粗，促进末梢血液循环。玲玲妈妈觉得挺好，就给玲玲买了一双。玲玲为了减肥坚持穿了一个炎热的假期，可是双腿不但没有瘦，还起了疙瘩，双腿皮肤开始红肿发痒。到自家小区的诊所就医，医生告知是湿疹，且玲玲的双腿还被袜子勒肿了。医生劝玲不要再穿这种不透气的袜子，如果再穿皮肤都会感染。

　　据了解，静脉曲张袜是一种医疗器械，是提供给下肢轻微静脉曲张

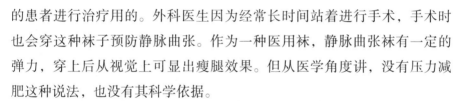

的患者进行治疗用的。外科医生因为经常长时间站着进行手术，手术时也会穿这种袜子预防静脉曲张。作为一种医用袜，静脉曲张袜有一定的弹力，穿上后从视觉上可显出瘦腿效果。但从医学角度讲，没有压力减肥这种说法，也没有其科学依据。

腿部主要以肌肉为主，袜子压力过大会使腿部活动受限，造成小腿水肿，不适合长期穿着。"瘦腿"袜只是将水分和脂肪进行挤压，使血管收缩并进行暂时压迫，从视觉上是"瘦了"，但从根本上体重不会减轻，只要放开后又会恢复原样。如果穿着不当，还会影响下肢血液的回流，长期穿也会导致湿疹、皮肤瘙痒等各类皮肤病症。

专家提醒：

没病不要乱穿袜，健康的减肥方式还是适度运动和健康饮食，尤其对正在长身体的孩子们，更要注意。

6 湿疹传染吗

美美最近身上起了好多小疹子，不发热，就是有点痒。妈妈带美美来医院，医生告知是湿疹。美美回家后去找小伙伴玩，可是，小伙伴的妈妈看到美美身上起的皮疹就都不同意他们在一起玩了。湿疹会传染吗？

可以肯定地回答，湿疹是不会传染的。首先，因为湿疹是由于身体对内在或外界刺激所产生的一种身体变态反应。患者往往是过敏体质，这种过敏体质一般和遗传因素及刺激因素的强弱程度有关，往往在特定的人群中才会发病，因而不用担心湿疹造成传染的情况。

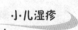

专家提醒：

湿疹是一种身体的变态反应，并不是由传染引起的，因此不用担心传染的问题。

7 什么样的孩子更容易起湿疹

闹闹从小就爱起湿疹，起疹后涂上药膏过几天就好了，可是却反反复复总发作。然而，邻居家的小宝宝和闹闹同龄，几乎很少看见他身上起湿疹。闹闹妈妈总是抱怨，为什么闹闹总是起湿疹呢？到底什么样的孩子更容易起湿疹呢？

湿疹的发生受遗传性过敏体质的影响，还与饮食、喂养、消化不良、环境和卫生条件有关。具体来讲：

（1）婴儿湿疹和家族过敏史的关系已经得到肯定。这部分湿疹患者和遗传过敏体质密切相关。在儿童期，除皮炎外往往合并其他变态反应性疾病，如哮喘、过敏性鼻炎等。

（2）喂养不当也是湿疹好发的原因之一。如长期食用人造食品、方便食品、反季食品，这些食品中含有大量用于食品生产和加工的化肥、农药、人工饲料、防腐剂、食品添加剂等，成为食物性变应原进入体内，导致过敏反应的发生。

（3）某些湿疹和微生物的感染密切相关。长期居住在寒冷、潮湿、相对密闭的环境容易导致微生物滋生，包括金黄色葡萄球菌、马拉色菌、分枝孢菌、点青霉、烟曲霉、黑曲霉及黑根霉菌。这些皮肤微生物对湿疹有致病作用。

（4）一项研究发现，过于肥胖的儿童更容易罹患重度湿疹。与正常孩子相比，2～5岁的小胖墩发生重度湿疹的危险会增加3倍，而且肥胖发生的年龄越小，发生重度湿疹的风险就越大。

专家提醒：

重度湿疹既干扰孩子的正常睡眠，也影响孩子们在学校的表现。肥胖儿童应通过锻炼等方式及早减肥，湿疹的发生率会大大下降。

8 婴儿1岁前使用抗生素易患湿疹吗

洋洋8个月了，近几天有点感冒，流着小鼻涕还有点咳嗽。妈妈要给孩子吃"头孢"，被奶奶拦住了，说孩子只是小感冒不用吃抗生素，而且吃完了孩子长大后容易得湿疹。洋洋奶奶说得对吗？抗生素和湿疹有关系吗？

国外学者研究发现，婴儿如果在1岁前接受了抗生素治疗，会让他们在随后的生活中患上湿疹的可能性增加40%，其中广谱抗生素的效应会更加明显。抗生素使用得越多，婴儿患湿疹的风险也越高。

专家提醒：

家长在给小婴儿治病时，一定要谨慎使用抗生素，特别是对有湿疹或过敏性疾病家族史的婴儿更应如此。

9 宝宝湿疹为何总会复发

7个月的萧萧得了湿疹，妈妈带他到医院诊治，抹上药膏就好了，可是没过多久又复发了，这样反反复复总是不见好，给妈妈急坏了。到底什么原因导致宝宝湿疹反复发作？

研究表明婴儿湿疹发病与胃肠道消化能力差有关，随着年龄增长，胃肠道功能日趋完善，饮食逐渐多样化，大多数婴儿湿疹1岁以后就不再复发了。

宝宝的湿疹总是反复发作，总结起来与下列因素有关：

💨 内因

（1）遗传过敏性体质：一般父母或家族中有过敏性疾病患者的儿童中湿疹的发病率较其他同龄人群高。

（2）胃肠功能障碍：胃肠道功能紊乱时，食物得不到充分消化分解，而以大分子形式吸收入血液，尤其是蛋白质类食物（奶、鸡蛋、鱼、虾等）可作为抗原物质，而诱发湿疹。

（3）体内慢性感染灶：患儿存在细菌、病毒、寄生虫等慢性感染也是发病的重要因素。

（4）免疫功能紊乱：常见于重症感染。

外因

（1）物理因素：如冷、热、过度干燥、潮湿及搔抓、热水洗脸等都可能成为诱发因素。

（2）化学因素：包括肥皂、化纤、毛织品及洗涤用品等。

（3）生物因素：如花粉、真菌孢子、尘螨、小动物的皮毛及分泌物等。

（4）食物因素：牛奶、鸡蛋、海产品及牛羊肉等。如婴儿患湿疹，哺乳的母亲禁吃鱼、蟹、鸡、牛肉、羊肉、虾等"发物"。

专家提醒：

小儿湿疹是一种病因复杂且极易反复的疾病，生活中很多因素都会导致其复发，因此应该注意婴儿湿疹的护理方法，尽量避免各种不利因素，减少婴儿湿疹复发的频率，从而达到逐渐摆脱婴儿湿疹的目的。

10 中医学是怎样认识小儿湿疹的

湿疹中医学称之为"湿疮""浸淫疮""粟疮"。婴儿湿疹中医学称之为"婴儿湿疮""奶癣"，是一种过敏性炎症性皮肤病。其特点是：皮损对称分布，多形性损害，剧烈瘙痒，有渗出倾向，反复发作，易成慢性。婴儿多好发于头面部，重者可延及躯干和四肢。患儿常有家族过敏史，多见于人工哺育的婴儿。本病发生以先天禀赋不耐者为多，无明显的季节性，但冬季常易复发。根据病程可分为急性、亚急性和慢性三类。

11 中医学认为小儿湿疹的病因、病机是什么

中医学认为，小儿由于禀赋不耐，饮食失节，或过食辛辣刺激、荤腥动风之物，脾胃受损，失于健运，湿热内生，又兼外受风邪，内外两邪相搏，风湿热邪浸淫肌肤所致。急性者以湿热为主；亚急性者多与脾虚湿恋有关；慢性者则多病久耗伤阴血，血虚风燥乃至肌肤甲错。《医宗金鉴·血风疮》指出："此证由肝脾二经湿热，外受风邪，袭于皮肤，郁于肺经，致遍身生疮，形如粟米，瘙痒无度，抓破时，津脂水浸淫成片，令人烦躁、口渴、瘙痒，日轻夜甚。"指出本病的发生与心、肺、脾、肝四经有密切关系。内因不外心火脾虚，外因则为风湿热毒，急性发作多责之于心，亚急性期多责之于脾，慢性期多责之于肝。

其具体病因主要包括以下两方面：

（1）胎火湿热：怀孕时母亲多食辛辣炙煿、鱼腥海味；或情志内伤，肝火内动，遗热于小儿；或出生后喂乳不当，饮食不节，脾胃薄弱，过食肥甘，湿热内生，湿热熏蒸所发。

（2）脾虚湿蕴：小儿多因平素喂养不当，饮食不节，损伤脾胃，脾胃功能受损，不能运化水湿，水湿停滞于肌肤而发。

总之，湿疮乃禀赋不耐，风湿热阻于皮肤所致。本病发展过程中各阶段症状表现不同，其病机亦有改变。急性期多由风性善变，肌肤瘙痒，热性上炎，熏于肌表则出现红斑；湿性重着，聚于肌肤则有水疱、大疱、糜烂、渗出；又因湿性黏滞，故病程缠绵难愈。亚急性期病情迁延，湿热留恋，湿阻成瘀，或血热搏结成瘀，致风湿热瘀并重之势，表现为渗出较少，以小丘疹、鳞屑、结痂为主。慢性期则湿热久羁，耗伤阴血而致肌肤失养，故表现为皮肤肥厚、干燥、鳞屑或皲裂。

小儿湿疹

NO.3

我家孩子得了湿疹了吗

1 湿疹的斑疹是什么样的

3 岁的丫丫从小就反复起湿疹，半个月前丫丫又起湿疹了，妈妈给她用上了湿疹药膏，局部颜色变暗了。今天洗澡时，妈妈发现丫丫腿上皮肤一块一块的，好像掉皮了，把脱掉的皮洗掉后，发现局部皮肤硬硬的，还有些充血，这是怎么回事呢？

湿疹是一种常见的由多种内外因素引起的表皮及真皮浅层的炎症性皮肤病，一般认为与变态反应有一定关系。其临床表现具有对称性、渗出性、瘙痒性、多形性和复发性的特点。根据皮损特点可分为急性、亚急性和慢性湿疹。三者并无明显界限，可以相互转换。

急性湿疹的临床表现

可发生于身体的任何部位，常见于头、面、耳后、乳房、四肢远端及阴部等处，常对称分布，损害呈多形性。皮肤上首选出现很多密集的点状红斑及粟粒大小的丘疹和丘疱疹（丘疹的基底潮红，有轻度浮肿），并且很快变成小水疱，水疱破后形成点状糜烂面而结痂。自觉症状为剧烈瘙痒，有灼痛，常因搔抓或热水洗烫，造成糜烂面进一步向周围扩散，使皮损边界不清。若处理得当，炎症减轻，出现脱屑，皮疹可在 2～3 周后消退；如处理不当，病程延长，易发展成为亚急性湿疹或慢性湿疹。

亚急性湿疹的临床表现

介于急性湿疹和慢性湿疹之间的过渡状态。当急性湿疹的红肿、渗出等急性炎症减轻后，病变有小丘疹、兼有少数丘疱疹、小水疱、轻度糜烂、结痂及鳞屑等，痒感仍甚剧烈。处理得当，数周内可痊愈，否则易发展成慢性湿疹或再次急性发作。

慢性湿疹的临床表现

多由急性湿疹和亚急性湿疹转化而来。损害呈慢性炎症性改变。患部皮肤肥厚，皮疹表现为暗红色，表面粗糙，有脱屑、结痂，出现苔藓化和皲裂，有色素沉着、抓痕、点状渗出、血痂及鳞屑等。皮损多比较局限，瘙痒较剧或呈阵发性，遇热或入睡时瘙痒尤为严重。病程迁延不愈，可迁延数月或数年。

专家提醒：

不同时期湿疹的表现不同，治疗方法也不同。宝宝患湿疹后，家长不可盲目用药，一定要明确诊断，对症治疗。

2 湿疹有"干湿"之分吗

湿疹是一种非传染性皮肤疾病，一般复发性很强。湿疹可发生于任何年龄、任何部位、任何季节，但是以夏季最为多见。湿疹发作的时候，常常让人难以忍受，这时患者就会乱涂止痒药膏。

湿疹有"干湿"之分，所以在用药时一定要注意。湿疹用药讲究"干对干，湿对湿"。也就是说，如果是慢性湿疹（干性）可使用软膏或硬膏；急性湿疹在渗出期（湿性）应该用溶液进行湿敷。

如果湿疹没有渗出液，直接涂抹药膏也是可以的，如果处于急性湿疹期并有渗出液，涂抹软膏反而会增加液体渗出，导致炎症进一步加重。

一般来说，在急性湿疹的渗出期，应使用有杀菌性和收敛性的溶液湿敷，如硼酸溶液、高锰酸钾液、生理盐水等。湿敷可达到消炎和抑制渗出的作用，还可以止痒和清除患部表面污垢。

急性湿疹以红肿、渗出、糜烂为主要表现，一般建议行冷湿敷。每天湿敷的次数和更换敷料的时间应根据病变次数而定，渗出液明显增多时，更换次数要多一些，反之可相应减少。湿敷时，湿敷垫与患处的皮肤应紧密接触，特别是头面、腋窝、阴囊等部位要保持一定湿度与温度，并按时更换。

专家提醒：

湿疹是一种常见的炎性皮肤病，病情迁延难愈，易复发。患者要特别注意避免刺激患部，不要用手抓挠局部，也不要用热水或肥皂水清洗患部，更不能随意使用刺激性较强的药物或激素类药物。避免食用刺激性食物，如葱、姜、蒜等。

3 湿疹和一般皮肤感染性疾病如何区分

4个多月的小成成，脸上、头上长了很多红点，成成总是用手抓。妈妈带成成看了很多医生，每个医生的说法都不一样，有人说是湿疹，有人说是过敏，也有人说是细菌或病毒感染，用药后也是时好时坏。妈妈心急如焚，宝宝患的到底是湿疹还是感染？它们应怎样区分呢？

湿疹是一种常见的皮肤病，其病因复杂多样，容易反复，因此也属于疑难病之一。湿疹应当与感染进行鉴别，以免误诊、误治。此外，感染（包括细菌、真菌、病毒等）往往是湿疹治疗抵抗的一个因素，临床中很常见，但应当进行准确的诊断和恰当的治疗。那么，湿疹与感染的诊断及治疗要点是什么呢？

🦋 湿疹的诊断要点

湿疹的形态多种多样，特点是对称分布，伴有不同程度的瘙痒，而且多反复发作，有一定的季节性。

（1）急性湿疹：常表现为红斑、丘疹、水疱，易渗出，边界不清，若继发感染，可出现脓疱或脓痂。

（2）亚急性湿疹：水疱、渗出减少，以丘疹、结痂和脱屑为主。

（3）慢性湿疹：以皮肤肥厚、皮革化为主。皮肤粗糙增厚，伴有色素沉着、脱发及瘢痕等。

🦋 细菌感染的诊断要点

细菌感染的诊断多根据临床表现即可明确，血常规、细菌培养能帮助其明确诊断。

（1）丹毒：好发于足背、小腿、面部等处，多为单侧，表现为皮肤鲜红浮肿性斑片，边界清楚。患处皮温升高，触痛明显。

（2）脓疱疮：是一种化脓性皮肤病，典型皮疹为薄壁脓疱，易破溃成红色糜烂面，表面黄色结痂。小儿容易发生。

（3）疖：是毛囊深部及周围组织的急性化脓性感染，形成红肿隆起的硬结，中央有脓栓。

（4）痈：为多个相邻毛囊发生深部感染，表现为弥漫炎性硬块，可有多个脓点，伴局部灼痛。

🦋 真菌感染的诊断要点

真菌感染的表现因感染部位不同而不同。

（1）足癣：可表现为足底水疱，亦可表现为足趾间潮湿、浸渍而使表皮发白，基底部变红糜烂，还可表现为皮肤脱屑、干燥、皲裂。

（2）体癣、股癣：好发于潮湿多汗或易受摩擦的部位，多为环形或钱币状。皮疹初为针头大小的红色丘疹或丘疱疹，以后渐形成环形的干燥鳞屑性斑片，边界清楚，中心有愈合倾向或留有色素沉着。

（3）甲癣：可表现为甲板增厚、甲分离、甲板破坏和颜色异常，或指甲表面形成凹陷的点状损害及不规则的白点。

（4）头癣：表现为头皮表面灰白鳞屑、脱发斑片。

（5）花斑癣：好发于上半身。皮疹为棕褐色、粉红色或白色斑疹，搔抓后可有少许鳞屑。

湿疹合并感染的诊断要点

（1）皮疹有明显渗出：有些湿疹特别是盘状湿疹，往往有明显渗出，这些渗液是细菌的良好培养基，于是体表或环境中的各种细菌、真菌甚至病毒就会乘虚而入，其中最常见的是金黄色葡萄球菌。

（2）皮疹出现疼痛、皮温升高：一般湿疹的主观感觉是瘙痒，但是若有继发感染，则往往会出现疼痛的感觉，触之皮温升高，此时要加倍警惕。

（3）按常规进行治疗时的疗效：一般湿疹在外用激素或其他有效治疗后会在1周左右出现明显好转，若正规治疗后，病情没有好转或好转不明显，则应考虑有合并感染。

专家提醒：

湿疹继发感染时，需抗过敏和抗感染同时进行，甚至抗感染的力度要更大。临床上经常看到在有效抗菌治疗后，湿疹症状也明显改善的病例。建议尽量少用或不用青霉素类或头孢类抗生素，因这两类药引起过敏的可能性较大。

4 接触性皮炎与湿疹如何区分

豆豆今天1岁了，奶奶专门从老家赶来给豆豆过生日，给她买了一对银镯子，豆豆带在手上很开心。过了一会豆豆开始不停地抓手，妈妈以为豆豆又起湿疹了，给她用了湿疹药膏。可是，过了一会儿豆豆不停地哭闹，两个手腕又红又肿，妈妈赶紧带豆豆去医院，医生说孩子得的是接触性皮炎。那么湿疹和接触性皮炎如何区分呢？

接触性皮炎是一种比较常见的皮肤病，经常会给人们带来烦恼，影响人们的身心健康。接触性皮炎出现之后要尽早诊断治疗，也要在平时做好护理，避免病情加重而带来更为严重的危害。很多人不知道接触性皮炎与湿疹怎么区分，下面就来介绍一下接触性皮炎。

接触性皮炎往往以急性发病为常见，顾名思义是由于接触异物引起的。若刺激物为原发性刺激物，一般在接触后，短者几分钟，迟者数小时内就可发病。如果是初次接触致敏原，须经4天以上的潜伏期，但再次发者多在24小时内起病，可以分为急性、亚急性及慢性三种。

（1）急性接触性皮炎：起病较急，在接触的部位发生边界清楚的红斑、丘疹、丘疱疹，严重时红肿明显，并出现水疱和大疱，疱壁紧张，内容清亮，水疱破后呈糜烂面，偶尔发生组织坏死。皮损发生部位与接触相关刺激物有关。例如：头部皮损常与接触染发剂有关；面部皮损与接触化妆品有关；手部皮损常与接触洗涤剂或工作中的化学物质有关；足部皮损可由足部接触某种过敏原如塑料、橡胶鞋等引起。皮损发生于接触部位，而非接触部位皮肤则正常。

皮损形态与接触方式有关，如内裤染料过敏者，皮损可呈裤形分布；如接触物为气体、粉尘，则皮损呈弥漫性而无明显界限，但多于身体暴露部位严重。患部常有灼痒或灼痛感，搔抓后可将致病物带出皮损部位，在他处产生性质类似的病变，少数严重病例可有全身反应。

一般急性接触性皮炎，容易发现刺激物或过敏原，除去接触物后，经积极处理，1～2周可痊愈，遗留暂时性色素沉着。若病因不能及时发现，发生交叉过敏、多价过敏或治疗不当，则皮炎反复发作，或转化为慢性。

（2）亚急性接触性皮炎：可见表皮细胞内水肿、海绵形成及少数水疱，轻度表皮肥厚和程度不等的角化不全，真皮内血管周围有较多的淋巴细胞浸润。

（3）慢性接触性皮炎：由于接触物的刺激性较弱、浓度较低，皮损开始可呈亚急性表现为轻度红斑、丘疹，边界不清楚；或由于长期反复接触后发病，局部呈慢性湿疹样改变，皮损轻度增生及苔藓样变，可见棘层增厚，表皮突显著延长，并有角化过度及角化不全。真皮上部可见以淋巴细胞为主并伴嗜酸性粒细胞的血管周围炎细胞浸润，毛细血管数目增多，内皮细胞肿胀和增生。

因此，一般接触性皮炎会在接触致敏物质的部位出现皮疹，可表现为边缘明显的损害，轻者为水肿性红斑，而严重者可出现丘疹、水疱甚至大瘢痕。而湿疹的皮损往往对称分布，并且皮损为多形性红斑、丘疹、丘疱疹或水疱等。

专家提醒：

接触性皮炎与湿疹有些类似，因此出现相似的症状时要注意诊断。要详询患者的职业、生活环境，有无接触生漆、塑料、橡胶等容易致敏的物质，还要检查发病与饮食因素、肠胃道情况等有无关系。

5 小儿湿疹与手癣如何区分

　　诗宇今年4岁了，可喜欢画画了，幼儿园的老师都很喜欢小诗宇。可这几天幼儿园的老师说小诗宇不画画了，经常搔抓自己的小手，开始以为是孩子太调皮了，后来才发现小诗宇的手背和手指间都出现了针点状的小水疱，就赶紧把他到校医室。医生说可能是手癣，建议到市医院皮肤科进一步诊断。妈妈带小诗宇去了市医院皮肤科，医生说是湿疹。那么，湿疹与手癣到底该如何区分呢？

　　手部湿疹多发生于指背及指端屈侧，多呈对称性，反复发病，可蔓延至手背和腕部，也可发生于手掌。急性或亚急性时有红斑、丘疹、小水疱，常因剧烈瘙痒，抓破后导致渗液、结痂及糜烂。慢性时表现为皮肤增厚和浸润，常为局限性，因手指活动发生皲裂。湿疹的基本特征：一是多形性皮损；二是反复发作；三是瘙痒剧烈。

　　手癣是浅部真（霉）菌感染所致的慢性皮肤病，多因抓挠足癣传染到手部，因此，常常从一只手发病。临床表现有小水疱、丘疹、鳞屑和糜烂等，好发于手掌、指屈侧及掌缘。夏季气候炎热潮湿易引起真菌滋生，可出现水疱；冬季气候干燥，患部干燥、粗糙、易有皲裂，自觉瘙痒。手癣的基本特征：一是多为单侧局限性发疹，天热发作；二是皮疹上的皮屑可以查到真菌。

专家提醒：

　　手癣和手部湿疹是两种表现差不多的疾病，但手癣不是手部湿疹，千万不要混为一谈。

6 小儿湿疹和小儿过敏如何区分

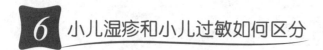

在生活当中很多的家长都会混淆小儿湿疹和小儿过敏的症状，为了避免这种情况的发生就要了解如何区分二者。

作为一种广泛存在于婴幼儿的疾病类型，过敏的覆盖范围和持续时间都较其他类型疾病更为广泛，从刚出生到青春期结束前，从皮肤疾病到呼吸道疾病、消化道疾病，儿童过敏的影子几乎无处不在。那么，究竟什么是儿童过敏？常见的儿童过敏又有哪些？专家指出，过敏体质的孩子随着年龄的成长，可能会受到过敏进程中多种疾病的困扰。

儿童过敏的特点是年龄分界比较清楚。伴随着儿童年龄的增长，过敏性疾病的表现也会发生阶段性的变化。儿童身体的各个系统都会随着成长而陆续出现过敏症状，这种现象被称为过敏进程。家长应该了解儿童过敏的进程，看看自己的孩子属于哪个年龄段，是不是出现了这个年龄段多发的儿童过敏症状。

过敏进程通常都是从湿疹开始的。从婴儿刚一出生就可能会出现过敏引发的湿疹，直到 2 岁之前都是过敏性皮炎高发的时间。这段时间不仅过敏的症状比较集中，而且引发过敏的原因也比较集中，大部分是通过饮食引起的。因为宝宝这时候和外界的接触不多，基本都是通过母亲的奶水和其他食品。和湿疹几乎同一时期发作的还有婴幼儿因为过敏引起的腹泻，诱发的原因也是食物。和湿疹不同，食物引发的胃肠道过敏的发病率并没有皮肤疾病那么高，在 1 岁的时候到达高峰，随后渐渐减缓，并且一直伴随着儿童成长。

过敏可能诱发的疾病有很多，而很多疾病的背后其实都有过敏的影子。有的孩子本身是过敏体质，随着年龄的增长，他可能就会受到过敏进程中多种疾病的困扰。在婴儿期表现为皮疹，等长大一点儿就会出现哮喘和咽炎。这都是因为孩子的体质就是过敏体质，只要处于一定的条件，或者受到外界的刺激，就可能会出现相应的过敏症状。所以，对于过敏体质的孩子，很多疾病都不是单纯的发作，背后都存在过敏问题。

专家提醒：

过敏可以导致的疾病有很多，湿疹是孩子过敏的最初表现，也是最容易发现的症状之一。因此，对于有家族遗传史、反复湿疹的患儿应该加强日常护理，避免更多、更重的过敏反应的发生。

7 小儿湿疹和荨麻疹如何区分

夏天到了，爷爷带小雨去郊区玩，看见树上结满了红红的桃子，小雨好开心，闹着爷爷要给摘桃子吃。可是等小雨吃完桃子，爷爷发现小雨嘴边全红了，赶紧给小雨妈妈打电话，妈妈说没事，回家用上湿疹药膏就好了。爷爷不放心就带小雨到了医院，医生说小雨是吃桃子过敏了，得了荨麻疹。爷爷不明白了，不都是过敏吗，荨麻疹和湿疹有什么区别呢？

湿疹和荨麻疹可以从临床表现、诊断依据及治疗原则等方面进行鉴别：

❤ 湿疹

湿疹是一种常见的皮肤病，发病机理为迟发性变态反应，多由某些外界刺激与机体内的敏感因素互为影响所致。其因果关系较复杂，如动物性、植物性因素及各种强化刺激均可诱发本病，故仅去除外因，往往不易痊愈。临床主要特点为多种疹形的皮损，有渗出倾向，瘙痒较剧，常泛发或对称分布，病程较长，易迁延转为慢性。湿疹可发生在任何年龄，无性别差异。患者往往有过敏性体质或有家族过敏性病史。天气变化也和湿疹的发病有关，如夏季皮肤多汗易被浸渍，冬季皮肤易干燥皲裂。目前治疗湿疹的药物较多，坚持治疗一般能减少复发，达到痊愈。

（1）临床表现：①皮损：丘疹、丘疱疹、小水疱、糜烂、渗液、结痂、脱屑、苔藓化；②发病部位对称分布；③自觉剧痒。

（2）诊断依据：①多形性皮疹；②皮损分布对称；③剧痒；④易渗出；⑤易反复发作成慢性。

（3）治疗原则：①寻找诱发因素；②内服抗组胺药或短期使用皮质类固醇激素；③普鲁卡因静脉封闭；⑤外用药物治疗；⑤合并感染时用抗生素治疗。

荨麻疹

系多种不同原因所致的一种常见皮肤、黏膜血管反应性疾病。临床上以皮肤、黏膜的局限性、暂时性、瘙痒性潮红斑和风团为特征。其发病机理可以是免疫性的（最常见的 IgE 介导的 I 型变态反应）和非免疫性的。荨麻疹常见的病因有：①食物及添加剂；②药物；③感染；④动物、植物及吸入物；⑤物理因素；⑥内脏疾病；⑦精神因素；⑧遗传因素。

（1）临床表现：①皮疹为风团、潮红斑，大小不等，形状各异，常突然发生，成批出现，数小时后又迅速消退，消退后不留痕迹，但可反复发作；②自觉瘙痒，可伴有腹痛、恶心、呕吐和胸闷、心悸、呼吸困难，少数有发热、关节肿胀、低血压、休克、喉头水肿等窒息症状；③病程长短不一，急性荨麻疹病程在 1 个月以内，超过 1 个月为慢性；④皮肤划痕试验部分病例呈阳性反应。

（2）特殊类型：①蛋白胨荨麻疹：是蛋白胨直接通过肠黏膜吸收所致的抗原－抗体反应；②寒冷性荨麻疹：又可分为家族性寒冷性荨麻疹

和获得性寒冷性荨麻疹，是由寒冷所致的物理性荨麻疹；③热性荨麻疹：又可分为获得性和遗传性两种，表现为接触热水后在接触部位出现风团；④胆碱能性荨麻疹：在热刺激、精神紧张和运动后诱发，多见于躯干和四肢近端，皮损为主，1～2mm大小的风团，周围有红晕；⑤日光性荨麻疹：女性发病较多，暴露于日光后发病，皮疹局限于暴露部位；⑥压迫性荨麻疹：在较重和较久压迫后发病，受压部位出现弥漫性、水肿性、疼痛性斑块；⑦水源性荨麻疹：在接触水和汗水后于毛孔周围引起细小剧痒风团；⑧血清病性荨麻疹：其病因为接触异体血清、疫苗、药物等，引起的抗原－抗体复合物反应，临床表现为发热、皮疹、关节炎和淋巴结病；⑨自身免疫性黄体酮性荨麻疹：发生于月经前期和月经中期，是由黄体酮所致。

（3）诊断依据：①皮损为风团、潮红斑，骤起骤退，消退后不留痕迹；②少数可伴有全身或系统症状，自觉瘙痒。

（4）治疗原则：①尽可能去除或避免一切可疑原因；②内服抗组胺药物，有全身症状者可使用皮质类固醇激素或对症治疗；③对检查变应原试验阳性的变应原进行脱敏治疗；④有感染者可采用抗生素治疗；⑤慢性病例可试用封闭疗法、自血疗法、针刺疗法、氧气疗法、组织疗法；⑥外用安抚止痒剂。

专家提醒：

　　湿疹和荨麻疹虽然都是由过敏因素引起的，但荨麻疹的过敏原因更为复杂多样。两者主要区别在于荨麻疹的皮疹部位不固定，骤起骤落，退后不留痕迹。两者治疗方法不同，因此家长一定要认真区分，必要时及时到医院就诊。

如何判断孩子出的是痱子还是湿疹

刚出生2个月的娇娇可不好带了，天天哭闹，妈妈已经好久没睡过好觉了。娇娇这几天脸上还长满了米粒大的红疙瘩，妈妈想可能是天热起的痱子，就用花露水擦洗过几次，可还是不见好转。妈妈更着急了，不知该怎么办才好。

孩子出现这种症状，首先应明确是患了湿疹还是痱子。临床上可以从以下几方面区分痱子与湿疹：

（1）发病原因

湿疹：婴儿湿疹也就是常说的奶癣，是由于小儿对某些物质如乳类、鸡蛋、鱼、虾等敏感性比正常的婴儿高，有时吸入粉尘、花粉或吃番茄、橘子也会过敏。母乳喂养的孩子，如果母亲进食这些容易过敏的食物，可通过乳汁诱发患儿得湿疹。

痱子：痱子是由于出汗多，汗液排出不畅潴留于皮内引起的汗腺周围发炎。炎热夏季，当较胖的孩子大哭大闹，或较长时间抱着孩子时，孩子很容易生痱子。

（2）好发时间

湿疹：一年四季都可发，一般刚出生后几周的孩子最容易起湿疹。

痱子：夏季多发。

（3）发生部位

湿疹：孩子的面颊部、前额、眉弓、耳后。

痱子：多汗部位，如额部、颈部、枕部。

（4）形态

湿疹：开始时皮肤发红，上面有针头大小的红色丘疹。

痱子：其实是汗腺的轻度发炎。丘疹中央有小白点，常突然出现并迅速增多。

专家提醒：

预防痱子最主要的是要保持皮肤清洁卫生。勤洗澡，较热的天气，一天可洗1～2次，还可在水中放入适量杀菌、消炎、止痒的中药。洗完擦干后，在孩子的前胸、后背、额头、颈下擦些痱子粉或花露水。切忌洗澡或出汗后立即进入开着空调的房间，更不要直接吹电风扇。平时注意室内通风，尽量在阴凉的地方玩耍；孩子的床上要铺纯棉床单，不要让孩子的皮肤直接接触凉席，以免汗液刺激皮肤；衣服不要穿得过多，不穿化纤衣物；睡着后要定时给孩子翻身、擦背。出生后的婴儿要注意内衣不要穿羊毛织物，应选择宽大松软的棉织品。小儿得了湿疹，母亲要避免进食易引起过敏的食物。患儿局部皮肤可涂些外用药，如皮康霜、蛇脂软膏等。注意保持皮肤干燥，避免刺激，洗澡时不要用碱性肥皂，不要涂化妆品或香水。发病期间尽量不用水洗，少晒太阳，以防感染扩散；不要进行预防接种。

9 如何区分湿疹和病毒疹

浩浩已经8个月了，身体棒棒的从来没有生过病。可是前两天浩浩发热了，精神状态还挺好，也没有咳嗽、流鼻涕，但是起了好多红色小

疹子。这可把浩浩妈妈急坏了，孩子身上是起湿疹了吗，可是湿疹为什么还会发热呢？妈妈赶紧带孩子到医院，医生说浩浩得的是幼儿急疹，疹子出来了就好了。那什么是病毒性皮疹呢？湿疹和病毒疹如何区分呢？

病毒疹一般是由感染柯萨奇病毒、呼吸道合胞病毒所致。感染者多为 11～12 岁的儿童。病毒疹初起，发热、咳嗽、咽痛等症状较轻微。其特点是出疹无顺序，以胸、腹部出疹较多，其他部位少见，且疹块消退快，不留痕迹。患了病毒疹后，患者的耳后、腋下淋巴结会肿大。

湿疹是一种常见的表皮炎症，其特点为急性期皮损多形性（红斑、丘疹、水疱等），有渗出倾向，自觉瘙痒；慢性期常以苔藓样变为主，易反复。引起湿疹的原因有许多，常不易稳定。例如：进食某些食物，如鱼、虾、蛋、牛羊肉等；吸入某种物质，如花粉、尘螨、羊毛等；病灶感染，如扁桃体炎，龋齿等；肠道寄生虫；生活环境中的日光、炎热、干燥等；多种化学物质，如化妆品、肥皂、合成纤维等。这些均可为发病因素。消化不良、胃肠功能失调、新陈代谢异常亦可成为诱因，其他如神经因素、体质因素亦常与本病有关。

临床上根据湿疹发病的缓急可分为急性、亚急性和慢性三期。①急性湿疹：急性发作，初起时局限于某一部位，很快发展成对称性，严重时可扩展至全身。损害呈多形性，由红斑、丘疹和水疱组成，常融合成片，边界不清楚。由于搔抓，可见糜烂、渗液、化脓、结痂等改变，但渗出明显。自觉瘙痒，尤以夜间明显，病程一般为 1～2 周，易于复发，慢性倾向。②亚急性湿疹：在急性发作后，红肿、渗出减轻，有少量小丘疹、丘疱疹起伏，伴有糜烂、结痂和鳞屑，病程可达数周。③慢性湿疹：从急性湿疹发展而来，或开始即为慢性湿疹。损害边缘较清楚，有明显浸润和肥厚。任何部位均可发生，常好发于面部、耳后、阴囊、小腿等处，多对称发病。

专家提醒：

　　病毒疹发生时大多患儿伴有发热等上呼吸道感染症状，疹子可遍布全身，而儿童湿疹多局限于面部和四肢，且无发热或其他症状。湿疹无传染性，但病毒疹传染性强，一旦发现需隔离治疗。患儿的家庭或学校教室都要进行消毒。在病毒疹的好发季节，家庭、学校等公共场所要经常开门窗换气，保持空气新鲜。

10 婴儿湿疹、幼儿湿疹和成人湿疹一样吗

　　小儿湿疹和成人湿疹本质上是一回事，但由于小儿和成人免疫力不同，因此表现出来的疹型也不完全一样。

　　小儿湿疹的主要原因是由对食入物、吸入物或接触物的不耐受或过敏所致。患有湿疹的孩子起初皮肤发红、出现皮疹，继之皮肤粗糙、脱屑。抚摸孩子皮肤如同触摸砂纸。遇热、遇湿都可使湿疹加重。婴儿湿疹见于脸上的多，轻者（干性）只有红斑、丘疹；重者（湿性）则有水疱、糜烂、渗水、结痂。一般在 3 ～ 4 岁后逐渐痊愈，大部分不复发，少部分会反复发作。

　　幼儿湿疹由婴儿湿疹延续而来，或婴儿期未发病而到幼儿期才发病。幼儿湿疹病程较长，疹型比婴儿湿疹复杂，除红斑、水疱、糜烂、结痂外，还有丘疹、小结节、小风团和苔藓化，且皮疹更痒，血痂、抓痕也

多。幼儿湿疹的好发部位常不在面部而在四肢屈侧和皱褶部，如腋窝、肘窝、腹股沟等处。皮疹多半干燥，抓后易合并化脓感染。

成人湿疹，呈散发性传染，感染的人群一般为皮肤过敏人群。一般无炎症，为粟状丘疹，除头脸部少见外，全身可不同程度发病。由于其有好发部位，故少数呈对称性。一般夜晚疲乏时，瘙痒尤甚，有时白天也痒，是病情严重的表现。

专家提醒：

无论是婴幼儿还是成人，患病后都应积极就医，并在医生指导下进行有效的治疗。

11 反复湿疹和孩子经常接触水有关系吗

苗苗从小就爱起湿疹，用几天药就会有所好转，可是没几天就又起疹子了。苗苗很苦恼，别的同学可以安静地上课、看书、做游戏，可是她身上的湿疹反反复复，奇痒无比，使她无法安心学习。妈妈带着苗苗到医院请教医生，医生告诉苗苗一定要少接触水。苗苗妈妈不明白了，每天接触的都是干净水呀，这也不行吗？那怎么洗手、洗脸呢？湿疹和接触水有关系吗？

医生说的是有道理的，由于湿疹患者角质层往往疏松、敏感度较高，热水或化学物质（如洗衣粉、肥皂等）长时间频繁的刺激会影响角质层的恢复，导致湿疹反复发作。

专家提醒：

孩子得了湿疹后，可以使用温清水清洗局部，但一定要注意不能使用热水或肥皂等刺激局部皮肤。另外，清洗完后要及时抹药。

12 汗疱疹是怎么回事

壮壮从小就爱运动，每次踢球回来手脚全是汗。可是不知为什么，有天壮壮放学回来手上起了好多水疱，妈妈以为是手足口病，于是赶紧带壮壮去医院。医生说孩子得的是汗疱疹。那么什么是汗疱疹呢？

汗疱疹又称出汗不良，是一种发生于掌趾、指（趾）侧、指（趾）间皮肤的复发性非炎性水疱。现在多认为汗疱疹为一种皮肤湿疹样反应，发病与特应性体质、手足多汗、微生物、接受刺激物有关，精神因素为激发本病的重要因素。本病好发于春秋季节，常每年定期反复发作。皮损为指（趾）侧缘或掌趾部的多数粟粒至米粒大小的深在性水疱，呈半球形，略高出皮面，水疱早期透明，后变为浑浊，部分可融合成大疱，2～3 周后可自行吸收消退，留下糠状鳞屑。若因搔抓可出现表面剥脱结痂，严重时手掌呈弥漫性脱屑。若继发感染则手部肿胀疼痛、活动受限，自觉灼热、瘙痒，病程可持续数周或数月不等。

专家提醒:

汗疱疹患者应当保持手足干爽清洁,预防感染。饮食宜清淡,多吃水果蔬菜,保持大便通畅,以利于疾病恢复。忌食生姜、生葱、大蒜、辣椒等刺激之品。

13 尿布疹和湿疹如何鉴别

大家都知道小婴儿长期使用尿布小屁股就可能起疹子,也就是通常所说的尿布疹。怎么确定宝宝的疹子属于尿布疹呢?日常护理过程中哪些原因会导致尿布疹的发生?尿布疹和湿疹的区别在哪里?

尿布疹又名红臀,是大小便分解后所产生的氨损伤臀部肌肤后出现的特有现象,属于皮肤炎症的一种。这种病症主要发生在1岁以内的孩子,尤其是7～9个月大的孩子。尿布疹虽然比较常见,但是不同个体的情况也不一样。体重偏低、早产、人工喂养、腹泻、添加辅食不久的宝宝更易患尿布疹。这种现象常在夏季发生,尤其是闷湿的天气,在婴儿群体中比较常见。

尿布疹主要表现为臀瓣发红,有红疹,情况严重者会发脓,宝宝情绪也会变得焦虑不安,不能安睡。有些宝宝只要与尿布接触的地方呈红色,有不适感,就说明患上这种炎症了;有些孩子可能还伴有烧灼感、四周肌肤略微肿胀;情况稍严重的孩子患处碰到了就觉得比较疼,而且腹部、腿部都有延及。

根据病情的程度可以分为三个阶段:①轻度:此阶段的情况还是比较轻的,大多在肛门、臀瓣、两腿外侧,可以看到血管充血、皮肤红红的现象。②中度：若情况没有得到控制，会有液体流出，而且会慢慢变多，过一阵子后该处的表皮会脱落，皮肤表面会出现溃疡，可能还有红色点状现象。③重度：如果还没有被重视，病情就会发展到严重的阶段。此时疹子的范围会增大，两腿的里侧、腹部也都有出现，而且溃疡情况的会加重，甚至会得压疮。此外，受损部位容易被感染，细菌甚至有可能从该部位进入血液中，引发败血症。

其病因主要包括以下几方面：

①潮湿闷热：不管是尿布或是一次性纸尿裤，吸收率都不可能达到百分之百，所以完全的干燥是不可能的。当残余的尿液结合了排泄物中的细菌，就会产生伤害皮肤的氨。尿布弄脏后如果没有勤换，就会起尿布疹。而且，如果宝贝属于敏感性体质，即便换洗频繁，也很容易起疹子。

②接触摩擦或过敏：与尿布的接触和过度摩蹭也有可能导致疹子，尤其是纸尿裤中所含的化学物质，会直接导致过敏。除此以外，家长还要留意购买的日常生活用品是不是适合自家宝贝。

③食物过敏：接触之前没有吃过的食物也极易引发尿布疹。因为，不管是哪种新食品，都会使大便中的物质成分发生变化。喝乳汁的宝贝甚至还会因母亲所吃的食品而患此病。

④细菌感染：当尿布的环境符合细菌生存条件，就非常有可能被细菌感染而起疹，尤其是在皮肤不光滑的部位，如皱褶处。

⑤鹅口疮等真菌感染：其他局部发生真菌感染的情况，也有可能使臀部出现感染。

⑥其他原因：如果宝贝在接受抗生素治疗，抗生素在消除细菌时，也许一并清除了一些阻碍真菌生存的细菌。当真菌的生存不受阻碍，机体就极有可能感染真菌。此外，抗生素有时能引起腹泻，也容易引发疹子。假若宝贝不是人工喂养，母亲接受抗生素，情况也同上。

尿布疹与湿疹的区别：

①尿布疹：患处主要在臀部周围。所出的疹子是因为幼嫩的肌肤受

到了排泄物分解出的刺激性物质的伤害，是较为常见的皮肤炎症。其主要表现是受刺激部位出现过敏现象，最初是红色的小点，随后会发展成一块一块的红色斑点，若没有得到控制，会出现糜烂。

②湿疹：患处可以是身体的任何部位。是一种常见的皮肤过敏现象，多发生在人工喂养的孩子身上。不仅受外界环境影响，遗传的身体特性也是其中一个原因。最初在面部会有小红疹子，不久额部、脖子、胸部都会有，疹子也有可能发展成为水疱，水疱破裂后，会形成黄痂。水疱中的液体渗出后，红肿的程度会减缓。此病会时常反复，严重程度不一，急性发作时会觉得非常痒，使人情绪焦躁、食欲降低，严重时可能会出现感染。

14 儿童哮喘与婴儿湿疹有关系吗

李萍在跟一个医生朋友聊天时，聊到了自己儿子超然，李萍说：10岁的超然最近几个月总是隔几天就感冒，还伴咳嗽、气喘，到医院就诊，医生诊断为儿童哮喘，并说与超然小时候的湿疹有很大关系。李萍就很疑惑：儿童哮喘与婴儿湿疹还有关系吗？

哮喘与湿疹有密切的关系，湿疹往往是引起哮喘的前驱症状，或与哮喘同时存在，或在自愈或缓解以后再开始有哮喘或其他呼吸道变态反应性疾病。哮喘的发病年龄愈小，"奶癣"的发病率愈高。国外统计表明：55%的哮喘患者有婴儿湿疹史；婴儿湿疹患者15年后发生哮喘者占30%。从开始有婴儿湿疹到发生哮喘的时间并无一定规律，短则半年，长则十余年。

专家提醒：

　　婴儿湿疹往往易造成哮喘，应防止该类儿童的呼吸道感染，增强其体质，注意合理喂养。

15 家长对孩子湿疹的认识误区有哪些

湿疹是一种慢性皮肤病，常见于儿童，成人患者也不少。在湿疹患者中80%有睡眠障碍，过半患者在公共场所会感觉尴尬，甚至自卑，而大部分患者却不了解湿疹，常常出现一些误区。下面就来谈一下湿疹的三大误区：

误区1：湿疹患者的血有毒

很多人有这样的想法，以为血液有毒，所以才会患上湿疹，这是缺乏医学知识所造成的错误观念。湿疹属多型性，有时经过多方治疗仍然无效，因此被误认为与血液有关，才使湿疹难以诊治。其实，湿疹跟皮肤过敏、敏感性体质、过敏性鼻炎、哮喘、工作或课业压力等因素有关，而且并非由单一因素造成。

误区2：睡在冷气房里最能"安抚"湿疹病情

专家表示，这只能获得暂时的"快乐"，因在冷气房干燥的环境里，皮肤难以分泌皮脂层，反而因皮肤干燥而产生瘙痒。或许，晚上因为温度舒适而睡得好，但是隔天起床后，湿疹的病情可能会恶化。

湿疹病患如果在冷气房中睡觉，可放一碗水或使用喷雾剂，以保持环境不特别干燥，对患者稍有帮助。此外，患者也要避免穿化纤的衣物，而应以全棉衣物为主。

误区3：勤用热水烫洗，是最好又有效的止痒法

当湿疹引起奇痒难忍时，用热水洗（或热敷）患处，瘙痒的部位会马上觉得舒服许多。但是，这种舒适感只是暂时性的，之后患处反而会越来越痒。这是因为用皂液和热水洗澡太久，身体表层具保护作用的皮脂会消失，造成皮肤干燥，而末梢神经敏感与兴奋，连带会出现瘙痒的现象。因此，用热水烫洗，皮肤将更干裂，湿疹的情况也会更糟。

16 湿疹宝宝一定要做过敏原检测吗

　　强强身上起了很多小疹子，妈妈带强强去医院检查，医生说孩子这是得了湿疹，由过敏引起的。妈妈了解到湿疹与过敏有关，就想给孩子做过敏原筛查，医生却说过敏原筛查对湿疹帮助不大。妈妈就纳闷了：既然是过敏，为什么做过敏原筛查没多大用？医生说的对吗？湿疹宝宝到底有没有必要做过敏原筛查？湿疹宝宝要做哪些检查、化验呢？

　　变应原检测有助于明确湿疹患者外源性病因或加重因素，并可在此基础上尝试进行脱敏治疗。变应原检测分体内试验和体外试验两种。体内试验主要指各种皮肤试验，包括斑贴试验（将少量可疑的致敏物贴在皮肤上，认为造成小范围的变应性接触性皮炎，用以寻找致敏原的一种检测方法）、划痕试验（常规消毒皮肤后，用注射针头在皮肤上划一0.5～1cm长的条痕，以不出血为度，然后滴上少许试液，轻擦之，并于相应部位做盐水对照，15～20分钟后观察结果）、皮内试验（前臂内侧或上臂外侧皮肤消毒后，用0.1mL皮试液皮内注射成直径0.3～0.4cm大小的丘疹，同样设置对照，15～30分钟后观察结果）、点刺试验（患者上肢屈侧皮肤常规消毒后，将少量测试液滴在皮肤上，用针垂直通过该液滴刺破表皮2～3cm深，以生理盐水为阴性对照组，15分钟后观察结果）。体外实验主要指血清IgE的测定。

　　现在很多人坚定地认为是过敏原导致了湿疹，但这种看法还未被科学研究所证实。湿疹不是任何具体的过敏原导致的。过敏的孩子有非常敏感的肌肤，当接触很多物质时会出现反应。不要寄希望于找到导致孩子湿疹的一两个或两三个过敏原。进一步来说，去除环境中的过敏原并不能够改善湿疹。过敏原筛查对湿疹有帮助，但不大。孩子们通常会对皮肤测试有多种阳性反应，这对治疗毫无意义。血液过敏原筛查同样无助于湿疹的治疗。

另外，外周血象检查一般无特异性，血液中嗜酸性粒细胞可能增加，而自体敏感性皮炎血液中的白细胞增多，血沉增快。湿疹一般同时有表皮和真皮的变化，但很少有足够诊断价值的组织病理学改变。

专家提醒：

没有一种药物会治愈湿疹，但是对大多数孩子而言，使用如下简单的治疗方案，是可以有效控制湿疹的。

（1）润肤霜和润滑剂：很多产品可以使皮肤保湿和软化。它们可以恢复皮肤的弹性、营养和柔软，减少发痒和摩擦。润肤霜和润滑剂要经常使用，这是最重要的治疗方法。小孩的敏感皮肤需要天天保湿，就像每天需要刷牙一样。皮肤保湿可以保护皮肤、防止干燥并使其光滑，这样可使皮肤很少发痒和发红。

（2）含皮质类固醇激素的膏或润肤霜：适量使用类固醇激素是安全的，也是治疗湿疹药物的重要组成部分。建议每天涂抹一两次，涂到发炎的地方，也就是发红或粉色的地方。每天洗澡后宝宝皮肤还是湿的时候要立即涂一次，激素药要先涂，然后把保湿霜涂在没有发炎的地方。千万不要在涂激素药之前涂保湿霜。弱效的激素药如1%氢化可的松、去炎松或羟泼尼松通常对大多数孩子已经足够。

（3）非激素药：有中效激素药（如尤卓尔）不良反应或长期使用激素药的小孩应该考虑使用非激素药物。吡美莫司和普彼特他克莫司就是非激素药（这两种药经过FDA批准，用于2岁以上儿童，并标识有致癌的潜在危险）。

17 中医学将小儿湿疹分为哪几种类型

根据病程中医学将小儿湿疹分为急性湿疹、亚急性湿疹和慢性湿疹，而根据发病年龄和皮损的特点又分为脂溢型、湿型、干型。总结其病因病机，中医学将湿疹分为以下几型：

☙ 胎火湿热型

多为急性期，湿热之邪蕴于肌肤。皮肤潮红，有红斑、水疱，抓痒流水，甚则黄水淋漓、糜烂，结黄色痂皮；大便干，小便黄赤；苔黄腻，脉滑数。

☙ 脾虚湿蕴型

多为亚急性期，脾胃虚弱，运化失常，水湿停滞。初起皮肤暗淡，继而出现成片水疱，瘙痒，抓破后结薄痂；患儿多有消化不良，大便稀溏，或完谷不化；舌淡，苔白或白腻，脉缓。

☙ 血虚风燥型

多为慢性期，气血虚弱，肌肤失养。病程久，反复发作，皮损色暗或色素沉着，或皮损粗糙肥厚，剧痒难忍，遇热或肥皂水洗后瘙痒加重；伴有口干不欲饮，纳差，腹胀；舌淡，苔白，脉弦细。

NO.4

湿疹的最新中西医治疗方法

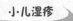

1 得了湿疹需要治疗吗

东东的妈妈对东东照顾得可细心了，一有什么不适，妈妈总能第一时间发现。昨天妈妈给东东洗澡时发现东东小腿皮肤有点发红，有些地方还有散在的小疹子。妈妈怕东东得什么皮肤病，一大早就带东东去医院看病。医生看完后说是湿疹，不过不严重，不用用药，注意日常护理就行。妈妈听了有些不大相信，孩子得了湿疹不需要治疗吗？这位医生的处理对吗？

在临床上，症状比较轻的湿疹，如皮肤轻微变红、脱皮，有几个小的丘疹，可以不用药，注意日常护理，用点保湿的硅霜等就可以了。稍重一点的湿疹，有些用纯中药制剂也可以了。比较重的，如大片红斑，有脱屑、渗出，需要用激素软膏时，家长也不必有太多顾虑，因为给孩子用的一般都是中效偏弱或弱效的激素，在医生的指导下短期、局部、间断使用是安全的。

专家提醒：

大多数宝宝随着年龄增长，逐渐适应了环境，一般到6个月湿疹就减轻了，1岁左右就不起了，能比较顺利地度过湿疹这一关。不过，也有些孩子湿疹反复发作，程度较重，而且1岁多了还没有减弱的趋势。这可能是特应性皮炎的早期表现，家长应尽早带孩子到医院就诊。

2 婴儿湿疹对宝宝将来的健康有影响吗

楠楠患了湿疹，妈妈上网查了一下，有人说湿疹可以随着年龄增长逐渐好转，也有人说必须及早治疗，不然会影响孩子今后的健康。楠楠妈妈很纠结，到底该不该给孩子治疗？不治会不会影响孩子的健康？带着这些疑问，她来到了医院咨询。

一般来说，过敏性疾病有个发展过程，伴随着宝宝年龄的增长，过敏性疾病的表现会发生阶段性的变化。1 岁以内的宝宝主要表现为食物过敏引发的婴儿湿疹，而到了 3 岁左右则容易发生哮喘，10 岁以后会表现为过敏性鼻炎。

所以，一旦宝宝出现婴儿湿疹，父母不要掉以轻心，说不定就会为宝宝今后的健康埋下隐患。所以应及时进行相关的饮食调整，以降低宝宝将来发生其他过敏性疾病的风险。要及早预防和治疗婴儿湿疹。

专家提醒：

忽视婴儿湿疹，宝宝长大后易生病。

3 湿疹的西医学治疗原则是什么

湿疹的总体治疗原则是用什么样的药物剂型治疗湿疹应依据湿疹表现而定：如红肿明显、渗出多者应选溶液冷湿敷，不可用油膏；红斑、丘疹时可用洗剂、乳剂、泥膏、油剂等；有水疱、糜烂者需用油剂；表现为鳞屑、结痂者用软膏。

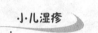

湿疹可使用的药物种类繁多，应在医生指导下用药。凡更换新药前，一定要把以前所用的药物清除干净。在更换药物时最好先在小块湿疹处涂擦，观察效果，再决定是否使用。避免因药物使用不当而加重病情。

专家提醒：

对湿疹不严重的宝宝，只需局部用药，但不能自行滥用药物，以免引起皮肤损害。

 湿疹的西医学治疗方法有哪些

王小姐年初生了个小宝宝，宝宝身体一直很好，马上就百天了，几乎没有生过病。王小姐听人说小宝宝最爱得的病是湿疹。王小姐想知道孩子得了湿疹应该怎么处理，一般情况下医生会采取哪些措施，这样才能心中有数。那么，西医学是如何治疗湿疹的呢？

🦋 一般疗法

（1）尽可能追寻病因，隔绝致敏原，避免再刺激。

（2）注意皮肤卫生，勿用热水或肥皂清洗皮损，不能用刺激性止痒药物。

（3）禁食辛辣刺激性食品，避免鱼虾等易致敏和不易消化的食物。注意观察饮食与发病的关系。

（4）劳逸结合，避免过度疲劳和精神过度紧张。

🦋 全身疗法

（1）抗组胺药物：H_1 受体拮抗剂有镇静、止痒、减少渗出等作用，常用药有氯苯那敏（扑尔敏），每次 4mg，3 次／日，儿童 0.35mg/（kg·d）；

赛庚啶，每次 2mg，3 次 / 日；苯海拉明，每次 25mg，3 次 / 日；亦可选择无中枢镇静副作用的药物，如特非那定，每次 60mg，2 次 / 日；西替利嗪，每次 10mg，1 次 / 日。可 2 种药物交替应用或联合应用，也可与 H_2 受体拮抗剂联合应用，以增强疗效。

（2）非特异性脱敏治疗：急性或亚急性湿疹可用 10% 葡萄糖酸钙 10mL 或 10% 硫代硫酸钠 10mL 静脉注射，1 次 / 日；或 0.25% 普鲁卡因 20mL 加维生素 C 1 ～ 2g 静脉注射，1 次 / 日。

（3）糖皮质激素：一般不主张应用，对急性期炎症显著且泛发者可考虑短期服用，如泼尼松 20 ～ 40mg/d，见效后可酌情减量以至停用。

（4）免疫调节剂：可选用冻干卡介苗（卡提素）、胸腺素、转移因子、左旋咪唑等，对慢性湿疹有效。

（5）抗生素：对伴有细菌感染、发热、淋巴结肿大者，可内服红霉素、环丙沙星或肌内注射青霉素等。

🦋 物理及放射疗法

液氮冷冻治疗、浅层 X 线或放射性核素（^{32}P 或 ^{90}Sr）敷贴疗法等，可用于病期较久和顽固的慢性局限性湿疹。

🐓 局部治疗

（1）急性期：①在疾病初期仅有潮红、丘疹或少数小疱而无渗液，治宜缓和消炎，避免刺激，可选用湿敷或具有止痒作用的洗剂，常用 2% ～ 3% 硼酸溶液湿敷、炉甘石洗剂或 2% 樟醇（冰片）、5% 明矾炉甘石洗剂等。如仅有潮红者，可酌用硼酸滑石粉、祛湿散，或滑石粉 30g、寒水石粉 10g、樟醇（冰片）2g 混匀，每天多次频频扑洒。②水疱糜烂渗出明显者，宜收敛、消炎，以促进表皮恢复，可选用防腐收敛性药液湿敷或蒸发奄包，常用者如复方锌铜溶液、2% ～ 3% 硼酸溶液、0.5% 醋酸铅或醋酸铝溶液、马齿苋煎水（60g 马齿苋加水 2000 ～ 3000mL，煮沸 15 ～ 20 分钟后，冷却备用）、黄柏和生地榆煎水（黄柏、生地榆各 30g，加水 1000mL 煮沸 15 ～ 20 分钟后，冷却备用），或用蒲公英、龙胆草、野菊花等煎水（同上方法）。有继发感染者可用 0.1% 依沙吖啶（利凡诺）

溶液；对糜烂、渗出较轻者或结痂期除用湿敷外，亦可用氧化锌油、10%碱式没食子酸铋、氧化锌油膏、祛湿散，或三妙散用植物油或甘草油适量调匀外用。③急性湿疹末期——落屑期，如处理不当，易使病程迁延复发或转为慢性。本期治疗原则宜保护皮损，避免外界刺激，促进角质新生，消除残余炎症，可应用清凉软膏、黄连软膏或一般乳剂。

（2）亚急性期：治疗原则为消炎、止痒、干燥、收敛，以选用氧化锌油、泥膏或乳剂为宜。可根据渗出糜烂的轻重、皮肤浸润肥厚的有无、瘙痒的程度而加入适当的收敛剂、角质促成剂及止痒剂，如3%黑豆馏油、10%生地榆氧化锌油、2%樟醇（冰片）、5%黑豆馏油泥膏，亦可用祛湿散、新三妙散油调外用等。

（3）慢性湿疹：治疗原则为止痒，抑制表皮细胞增生，促进真皮炎症浸润吸收，以选用软膏、乳剂、泥膏为宜。根据瘙痒及皮肤肥厚的程度加入不同浓度的止痒剂、角质促成剂或角质溶解剂，如5%～10%复方松馏油软膏、2%樟醇（冰片）、10%～20%黑豆馏油软膏、皮质类固醇激素乳剂等，或用黄连膏、去炎松尿素霜各半，混合外搽。

专家提醒：

不同时期湿疹的处理方法不同，因此给孩子用药前一定要明确孩子湿疹属哪个时期，对症用药，才能药到病除，达到满意的治疗效果。

5 治疗小儿湿疹需遵守哪"两大纪律"

湿疹是由多种内外因素引起的皮肤炎症，且复发率非常高，所以治疗起来比较困难。在湿疹治疗的过程中，一定要遵守"两大纪律"：

🦋 坚持用药别乱停

由于过敏性疾病形成的顽固性湿疹，服用医治过敏性疾病的药物时，症状一消失就停药，这样皮疹还会复发。一定要依据自身状况，逐渐减量至停药。

例如：开始每天1次，皮疹消失后不要立刻停药；几周后，可以改成2天1次或3天1次，然后在医生的指导下停药。若复发，还要从头医治，按原剂量用药。由于一种药用久了效果可能会不显著，因而可以换用其他药物，耐药性比较强的要循环用药。

🦋 再痒也不能抓

湿疹的瘙痒让许多患儿难以忍受，但一定要记住，再痒也不能搔抓。因为搔抓并不能止痒，反而会加剧皮疹，使皮痒愈加显著，还能够引发感染，使湿疹变得越来越严重。

此外，扫除病因是医治的要点。湿疹的发病缘由很杂乱，往往是多种表里要素相互作用。例如：进食某些食物，如鱼、虾、蛋、牛羊肉等；吸入某种花粉，或尘螨、羊毛等；如扁桃体炎、肠道寄生虫病等；生活环境，如日晒、酷热、干燥等；多种化学物质，如化妆品、合成纤维等。胃肠功能失调、推陈出新反常等消化系统疾病也可成为诱因。神经要素、体质要素亦常与本病有关。

专家提醒：

对于小儿湿疹的治疗，除了用药外，家长对湿疹的日常护理也应有所了解。

6 如何为湿疹患儿选用抗过敏药物

3 岁的妞妞从午饭后就不停地打喷嚏，身上也开始痒起来。妈妈仔细检查了一下，发现妞妞手上又起了好多湿疹。妈妈认为妞妞这次肯定又是过敏了，赶紧去药店买抗过敏药。销售人员拿出了好几种，妞妞妈妈该选哪种呢？

目前针对过敏的口服抗组胺药物主要分三代：

第一代抗组胺药（如扑尔敏、苯海拉明），有明显的镇静作用和中枢神经不良反应，最常见的是嗜睡、乏力、反应时间延长等。另外，此类药物还具有抗胆碱能作用，可引起口干、眼干、视物模糊、便秘、尿潴留等症状，还可能诱发青光眼。

第二代抗组胺药，副作用很少，几乎无明显的抗胆碱能作用和镇静作用，常用的药物有西替利嗪、氯雷他定、咪唑斯汀、依巴斯汀等。但近期研究发现，阿司咪唑（息斯敏）和特非那定（敏迪）可能导致少见的、严重的心脏毒性，会引起致命性心律失常，而当其与酮康唑、伊曲康唑和红霉素联用时会加重上述不良反应，故应避免同时使用。有严重肝功能损害或潜在心血管疾病的患者也应慎用。

第三代抗组胺药，如地氯雷他定、非索非那定、左西替利嗪等，副作用更轻，且与红霉素、酮康唑等联用也不会产生心脏毒性。

除了口服之外，静脉注射也是抗过敏药物常见的给药方式。此类药物包括钙制剂（如葡萄糖酸钙）和肾上腺皮质激素类制剂（如地塞米松、甲泼尼龙、氢化可的松等），主要用于严重急性全身性过敏反应，一般不长期使用。

下面对临床常用的几种抗组胺药进行介绍：

（1）苯海拉明

药理作用：本品是问世最早的受体拮抗剂，广泛用于一切瘙痒性变态反应性疾病，如荨麻疹、过敏性皮炎、湿疹、瘙痒症等。

不良反应：常见头晕、嗜睡、口干、恶心、倦乏，偶见皮疹和红细胞减少；长期应用达6个月以上可引起贫血。

注意事项：高空作业操作机器人员及驾驶员禁用。乳母、新生儿禁用。

（2）扑尔敏

药理作用：有较强的抗组胺作用，广泛用于一切瘙痒性变态反应性皮肤病。

不良反应：可见嗜睡、口干等，但较苯海拉明轻；可诱发癫痫。小儿服用过量可出现幻觉、不安和语无伦次，用水合氯醛处理后可恢复。

注意事项：同苯海拉明。另外明显前列腺肥大、幽门及十二指肠梗阻者均应禁用。

（3）敏迪

药理作用：本品为非中枢抑制性的组胺受体拮抗剂，用于急性或慢性荨麻疹、过敏性鼻炎、虫咬皮炎、湿疹、皮肤瘙痒症等。

不良反应：头痛、多汗、口干及轻微胃肠不适。近年报道，大剂量应用时对心脏有毒性，可出现心电图Q-T间期延长及尖端扭转型室性心动过速。

注意事项：有心脏病及对本品过敏者禁用。

（4）开瑞坦（克敏能）

药理作用：本品是一种强力长效的抗组胺药，用于急性或慢性荨麻疹、过敏性鼻炎及其他过敏性皮肤病。

不良反应：个别患者可出现荨麻疹、乏力、头痛、口干等。

注意事项：2岁以下孕妇、哺乳期妇女慎用。

（5）仙特敏

药理作用：本品系羟嗪在人体内的代谢产物。其作用特点是抑制组胺介导和变态反应早期症状，并进一步减少与变态反应晚期相关的炎症嗜酸性粒细胞移行介质释放。用于慢性特发性荨麻疹（包括人工荨麻疹、寒冷性荨麻疹、日光性荨麻疹、压力性荨麻疹）、异位性皮炎、嗜酸性脓疱性毛囊炎、常年性变态反应性鼻炎、枯草热、结膜炎、哮喘等。

不良反应：一般无困倦及嗜睡等副作用，少数人有轻度口干、激动、头痛等。

（6）葡萄糖酸钙

药理作用：本品为非特应性脱敏剂，皮肤科用于荨麻疹、湿疹、皮炎、血管性水肿、紫癜、多形红斑、老年瘙痒症等。

不良反应：静脉注射时全身发热；注射太快或者量太大时，可发生心脏骤停。本品对血管壁有刺激性。少数人静注时可引起软组织钙化，并发严重前臂骨筋膜室综合征、一过性失声、过敏性休克。

专家提醒：

　　抗过敏药物种类较多，目前临床多选用副作用少的第二代抗组胺药，如西替利嗪、氯雷他定等。

7 服抗组胺药会上瘾吗

服抗组胺药不会上瘾，没有证据显示长期使用该类药物会有危害。抗组胺药可减轻湿疹宝宝的瘙痒，起镇静作用。因此，晚上使用可以帮助睡眠，但要在孩子睡觉前半小时到 1 小时服用。白天可以用非镇静的抗组胺药。抗组胺药可以帮助那些患有干草热（花粉热）的孩子舒适地度过夏天，特别有效。

专家提醒：

含抗组胺药的润肤霜不能外用于湿疹，也许会引起过敏反应。

8 益生乳酸菌有助于缓解儿童湿疹吗

春天来了，万物复苏，百花齐放，柳絮满天飞，然而小舒雅却无心欣赏这春景，因为她的湿疹又犯了，奇痒无比。妈妈每到这个季节总要带她去医院，这次不同的是医生除了给小舒雅开了外用药外，还给开了益生乳酸菌。妈妈很是不解，益生乳酸菌还能治湿疹？

小儿湿疹是一种变态反应性皮肤病，就是平常说的过敏性皮肤病。主要原因是对食入物、吸入物或接触物不耐受或过敏所致。据国外学者研究发现，在儿童湿疹患者的食物中掺入一种益生乳酸菌有助于减轻其过敏症状。

专家提醒：

补充益生菌改造肠道内天然细菌环境是一种治疗过敏的新方案。研究表明，这也许对食物过敏儿童有很大帮助。

9 小儿湿疹反反复复怎么办

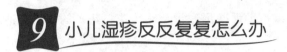

宝宝现在6个月，从出生20多天就开始出湿疹，最初是在头顶及脸颊，后偶发于胸部，之后反复发作，而且越来越重，严重时连耳朵里都流黄水。妈妈给宝宝尝试过很多药膏，5个多月时用中药后（宝宝洗药敷药，妈妈茶饮），湿疹泛发至四肢，头脸部也加重了。宝宝得湿疹后，妈妈非常注意饮食，好多东西都不敢吃，也没敢给宝宝吃，但长此以往不是办法呀，宝宝妈妈该怎么办呢？

找出过敏原是西医阻断湿疹的撒手锏。2岁以前的宝宝患湿疹，食物往往是诱发因素。幼龄宝宝所吃的食物品种不多，不难找出过敏食物。人工喂养的宝宝患湿疹，可能是不适应所吃的配方奶粉，不妨换个品牌试试；开始添加辅食的宝宝，妈妈在给予宝宝新的食物时，一定要循序渐进，一样一样添加食物，且需有2周左右的适应观察时间，如出现湿疹复发，应避免再食用该食物。但有时引发湿疹的因素有多种，也可由几种因素共同诱发，这就需要妈妈注意了。

宝宝湿疹发作时，可以适当口服抗过敏药。

专家提醒：

治疗湿疹的同时给宝宝补充复合维生素B、维生素C制剂，有利于促进湿疹康复；局部尽可能涂不含激素的药膏。不要忽视日常护理，这对阻断湿疹的治疗起关键性的作用。

10 干性湿疹怎么治疗

楠楠妈妈说楠楠出生 1 个多月时出了疹子，去儿童医院检查，医生说患了湿疹，开了肤乐霜，用完之后就好了。可是最近妈妈又发现楠楠的胳膊、后背、膝盖出现一片一片的湿疹，摸着还有点儿硬硬的，还脱屑，跟先前的不太一样，用肤乐霜也不管用了。妈妈想知道这是怎么了？应该怎么治疗？

楠楠这是得了干性湿疹。干性湿疹是一种皮肤过敏性炎症，多见于瘦弱的婴儿，因其抵抗力弱、免疫力差。干性湿疹好发于头皮、眉间等部位，表现为潮红、脱屑、丘疹。应该注意避免刺激局部，尽可能避免用手搔抓局部，也不要用热水或肥皂水清洗局部，更不能用刺激性较强的药物在局部涂抹。特别注意的是，不能随便使用激素类药物在局部涂抹，这些都是容易使疾病恶化或重新发生的常见因素。

尽可能地了解干性湿疹、皮炎发生、发展的基本规律。避免食用一些刺激性食物，如葱、姜、蒜、浓茶、咖啡、酒类，以及其他容易引起过敏的食物，如鱼、虾等海味。另外，还可以把豆油用干净的铁锅烧开，待凉后给宝宝擦脸（只用于干性），根据情况每天擦 2 ～ 3 次，睡前清水洗净，4 ～ 5 天后可有显著效果。

专家提醒：

干性湿疹的治疗需要漫长的过程，患者在治疗中最好选择一个适合自己的方法，对症治疗。

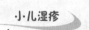

11 西医常用外治法有哪些

湿疹在急性期有红斑、大量水疱和渗出时，可用 5% 硼酸溶液或 5% 醋酸铅溶液局部湿敷。糜烂结痂时，可用硼酸氧化锌膏或 3% 糠馏油糊剂外敷，也可用肤轻松、泼尼松龙、皮炎平软膏等涂抹。慢性湿疹，有脱屑、皮肤增厚或苔藓化时，可选用 5% 糠馏油软膏或 5% 煤焦油软膏、5% 水杨酸软膏、10% 硫黄软膏、肤轻松软膏涂抹。

12 每次药膏涂多少合适

菁菁身上起了疹子，妈妈带菁菁去看医生，医生说菁菁得了湿疹，但不严重，就开了一些外用的药膏。回家以后，妈妈看了说明书，得知此药是"激素类药物"要"节省使用"。妈妈就有些担心了，该用多少才算合适呢？

得了湿疹应该尽量寻找发病原因并去除。注意调整饮食，忌食辛辣刺激之品，避免进食易致敏的食物，海鲜贝类食物应禁用，以清淡饮食为宜；尽量减少外界的不良刺激，如手抓、外用肥皂、热水烫洗等；衣着应较宽松、轻软，避免穿毛制品或尼龙制品。若实在瘙痒难耐，可以涂抹治疗湿疹的外用药，以缓解瘙痒症状。外用药膏中多数含有激素，一定要注意用量。家长在使用药膏时，只要均匀涂抹薄薄一层，使皮肤表面会在光线下发亮即可。一个指尖长的药膏可涂一只胳膊或一条腿。涂抹时总是沿着向下的方向涂薄薄一层，不要揉搓。

专家提醒：

　　有些药膏包装上的"节省使用"字样常会让父母担心，并导致药物用量不足，起不到治疗效果。激素药使用适量很重要。

13 湿疹可以自愈吗

　　乐乐已经2个月了，最近妈妈发现乐乐脸上起了几个小疹子，乐乐妈妈很着急，要立刻带孩子去医院。奶奶却说："不急，小孩子都会起疹子，长大了自然就好了。"真的是这样吗？湿疹可以自愈吗？

　　湿疹有自愈性，一般在4～6个月后可以逐渐痊愈，也有部分宝宝到1岁才好转。婴幼儿湿疹非常常见，但湿疹不像脓疱疹之类的传染病，是可以彻底治愈的。多数情况下湿疹可以控制到很轻的程度，随着时间的推移，宝宝一天天强壮起来，湿疹也就不知不觉地消失了。

　　但是如果宝宝患湿疹很久还不见起色，那就要考虑可能有后天因素不断刺激宝宝，令宝宝湿疹一再复发。这个时候建议全面查一下过敏原，帮助宝宝避开可能的过敏原，才能使宝宝湿疹的症状逐渐好转，否则一旦转成特应性皮炎就难治愈了。多数含蛋白质的食物常可以引起婴幼儿皮肤过敏而发生湿疹，如牛奶、鸡蛋、鱼、肉、虾米、螃蟹等。另外，灰尘、羽毛、蚕丝以及动物的皮屑、植物的花粉等，也能使某些婴幼儿发生湿疹。宝宝穿得太厚、吃得过饱、室内温度太高等，都可使湿疹加重。宝宝得了湿疹后，除了用药物治疗、忌用毛织物或化纤织物之外，喂奶的妈妈还应注意自己的饮食，少食牛奶、鲫鱼汤、鲜虾、螃蟹等易诱发性食物；多吃豆制品，如豆浆等清热食物；不吃刺激性食物，如蒜、葱、辣椒等，以免刺激性物质进入乳汁，加剧宝宝的湿疹。

专家提醒：

对于食物过敏导致的轻度婴儿湿疹，添加辅食后，可逐渐痊愈。但是，湿疹宝宝一定要注意日常护理，以减少复发。

14 小儿湿疹可以使用激素吗

因妈妈在城里工作，5个月的龙龙由奶奶照顾。前几天，妈妈接到奶奶的电话说龙龙身上起了湿疹，到医院医生给开了药膏，现在已经好多了。妈妈不太放心，回家看龙龙，发现药膏是含有激素的。妈妈担心了，龙龙这么小可以用激素吗？有什么副作用吗？宝宝用激素的原则是什么？

儿童使用激素药膏，要掌握以下原则：

（1）严格掌握适应证。外用激素药主要适用于各种非感染性皮肤病，如皮炎、湿疹、银屑病、白色糠疹、玫瑰糠疹等。细菌、病毒、真菌感染的皮肤病，如脓疱疮、单纯疱疹、手足癣等是外用激素药膏的绝对禁忌证。

（2）掌握用药的"度"。一般情况下，所有的激素药膏的明书里都会有"儿童用药需要在成人监护下使用""长期使用可致皮肤萎缩、毛细血管扩张、色素沉着以及继发感染"。这里就涉及一个使用的"度"的问题：一个是使用时间；一个是使用的量。一般情况下，连续用药不超过2周，不宜大面积使用，使用过久，除了可能导致激素依赖性皮炎外，还有可能导致局部的皮肤萎缩、毛细血管扩张；长期大面积使用，由于吸收过度，可能会导致全身性副作用。

（3）选择合适强度的激素药膏。外用激素药依据其收缩皮肤血管和抑制炎症的程度可分为弱效、中效、强效、超强效，因此需要根据患者的病情轻重、患病部位、患者年龄来选择合适的药膏。一般情况下，婴幼儿只选用弱效或中效的药膏；面部和间擦部位皮肤宜用弱效激素，如1%氢化可的松霜、0.025%地塞米松霜；中效激素可用于躯干或四肢部，如0.1%去炎松霜、0.1%糠酸莫米松霜等。

（4）用药宜采用间歇递减的方式进行，不主张突然停药，即在用药控制症状后，可以减少用药次数及用量。如由1日2次改为1日1次，再到隔日1次，隔2日1次，逐步撤药，再用一些缓和的中药膏代替。切忌突然停药，以免症状反弹。

（5）不宜在皮肤破损或糜烂处使用。

专家提醒：

外用激素药是一把双刃剑，用的恰当可收到事半功倍的效果，反之，用药不当，则可能导致不良后果。临床应用时一定要严格把握适应证。

15 湿疹的中医治则及辨证选药思路有哪些

根据患者的个体情况，正确处理扶正与祛邪的关系。一般初期治疗以祛邪为主；中期治疗以调节、疏理为主；后期治疗以补养为主。

中医辨证论治，必须注意三个环节和一个目标。三个环节为风、湿、热，根据皮疹及全身症状特点，清热、利湿、祛风各有所重。一个目标是消炎止痒。瘙痒是本病一个非常重要的症状，皮损可以使皮肤发痒，由于痒而搔抓又加重皮肤损害，因此，必须采取必要措施止痒，以改善病情，提高患者生活质量。

根据皮损的特点选用不同药物：①皮肤发红、发热、瘙痒、化脓者，用石膏、黄连、荆芥、连翘等；②皮损渗出明显者，用苍术、茯苓等；③落屑、脱皮、皮肤干燥者，用当归、地黄、玉竹、菟丝子等；④皮肤肥厚、苔藓化，加白及、伸筋草、透骨草、黄精；⑤皮肤色素沉着明显者，可酌加白及、白芍、白薇、白僵蚕等；⑥瘙痒明显者，可加地肤子、白鲜皮、苦参等。

除根据辨证分型治疗外，皮损局限化时，还应重视引经药的使用。颜面部，加用黄芩、野菊花；腰背部，加用桑寄生、杜仲、续断；胸背部，加用柴胡、茵陈；下肢，加用牛膝、木瓜；上肢，加用桑枝、姜黄；头部，加用升麻、羌活、白芷、桑白皮；眼周，加用谷精草；耳部，加用柴胡、黄芪等。

另外，异位性皮炎患儿常伴发育迟缓，可酌情使用菟丝子、补骨脂、巴戟天、黄芪、当归、益智仁等补益肾气的药物，以促进生长、增强体质，并可提高疗效，减少复发。

专家提醒：

小儿稚阴稚阳，形气未充，"脾常不足"，故健脾尤为重要，遣方用药时常加苍术、白术、党参等健脾之品。另外，小儿脏器柔弱，必须用药轻灵，多选用甘、淡药物，处方药味不宜过多，分量宜轻。

16 中医如何辨证治疗小儿湿疹

湿疹俗称胎毒，也叫胎癣或奶癣，是一种常见的婴幼儿过敏性皮肤

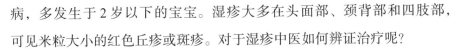

病，多发生于 2 岁以下的宝宝。湿疹大多在头面部、颈背部和四肢部，可见米粒大小的红色丘疹或斑疹。对于湿疹中医如何辨证治疗呢？

婴儿湿疹的发生与先天禀赋有关，是全身状况的局部反映。内治宜养血祛风、清热解毒，佐以利湿。常用的药物有生首乌、徐长卿、蝉蜕、金银花、野菊花、苦参、生甘草、地肤子、白鲜皮、生薏苡仁、茯苓皮、苍术、茵陈、黄芩等。临床上可以分为以下类型：

湿热型

【症状】皮肤可见红斑、肿胀、丘疹、水疱、脓疱、糜烂，渗液较多，浸淫成片，瘙痒较剧烈。可伴有发热，疲乏倦怠，或有腹痛，便秘或腹泻，小便短赤。舌质红，苔黄腻，脉滑数或弦滑数。

【治法】清热利湿，佐以祛风。

【方药】萆薢渗湿汤（高秉钧《疡科心得集》）加减。

萆薢 15g，薏苡仁、土茯苓、滑石、鱼腥草各 30g，牡丹皮、泽泻、通草、防风、黄柏各 12g，蝉蜕 6g。水煎服，每日 1 剂。

便秘者，加大黄（后下）12 ～ 15g；湿热较盛者，加龙胆、栀子各 12g；剧痒者，加浮萍 9g，白蒺藜 15g。

风热型

【症状】皮肤见红斑、丘疹、鳞屑、结痂，或有少量渗液。舌质红，苔薄白或薄黄，脉浮数。

【治法】疏风清热，佐以利湿。

【方药】消风散（陈实功《外科正宗》）加减。

荆芥、防风、牛蒡子、苦参各 12g，蝉蜕 9g，生地黄 25g，生石膏 30g（先煎），鱼腥草 30g，金银花 15g，生甘草 6g。水煎服，每日 1 剂。

瘙痒较剧者，加浮萍 9g，白蒺藜 15g；渗液偏多者，加土茯苓 30g，木通 12g。

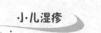

血虚风燥型

【症状】患部皮肤增厚，表面粗糙或呈苔藓样变，色素沉着，脱屑，或见头晕乏力，腰酸肢软。舌质淡红，苔薄白，脉缓或濡细。

【治法】养血祛风。

【方药】当归饮子（陈实功《外科正宗》）加减。

当归、防风各 12g，川芎、荆芥各 9g，白芍、何首乌、丹参、白蒺藜各 15g，生地黄 25g，生甘草 6g。水煎服，每日 1 剂，可复渣再煎服。

瘙痒难眠者，加珍珠母、生牡蛎各 30g（先煎），夜交藤、酸枣仁各 15g；某一阶段见糜烂、渗液者，加萆薢 15g，土茯苓 30g，泽泻 12g。

婴儿期胎热型

【症状】面部红斑、小丘疹、水疱、渗出，渗液干燥后结橘黄色痂皮。舌质红，苔少，指纹紫色。

【治法】清心导赤，护阴止痒。

儿童期湿热型

【症状】主要在四肢、腘窝、肘窝出现红斑，上有针头大小的丘疹、小疱，部分融合成片，自觉痒重，搔抓后渗血或渗液。舌质红，苔薄黄，脉濡数。

【治法】清热，祛湿止痒。

【方药】抗敏灵冲剂。稍大一点儿的幼儿，还可用湿疹汤煎剂。

17 中医有哪些经典外治法

婴幼儿大多服药困难，因此很多家长常喜欢用一些外治法给患儿治疗。下面就介绍几种小儿湿疹的外治方法：

常用外治法

（1）中药湿敷法（冷敷）：药液不加热，选用清热解毒、除湿止痒中药，煎汁过滤，以4～5层纱布敷于患处。每日2次，每次20分钟。适用于潮红、肿胀、糜烂的皮损。

（2）涂药法：用自制的紫草油涂于患处，以收敛、止痒。适用于亚急性湿疹及小面积糜烂。

（3）中药保留灌肠法：将中药液经肛门灌入大肠。此疗法不受吞咽功能限制，吸收快，药效迅速。1岁以内20mL；1～3岁30mL。灌肠的动作要轻缓，留置30分钟，每日1～2次。

（4）喷雾法：经雾化器雾化后，将中药液喷到皮损处以达到治疗目的。本法无机械刺激，但要注意保护眼睛。

（5）中药外洗法：金银花10g，野菊花10g，蛇床子10g，生甘草6g。干性湿疹，可洗患处，每日2～3次；湿性湿疹，外洗后再涂黄柏软膏（黄柏粉3g、煅石膏粉9g、枯矾4.5g、青黛3g，加菜油适量调和），每日3～4次，外用。

（6）药酒疗法：豆薯子（又称地瓜子、土瓜）100g，75%酒精500mL。将药炒黄、研碎，放酒精中浸泡48小时，湿敷患处。每日2次，每次20分钟。本品有毒，不可内服，外用1～3周。

（7）非药物疗法：马铃薯100g，洗净，去皮，磨成泥状，贴敷患处0.5cm厚，纱布包扎。每日换3次，敷药7日，对渗透性湿疹效果尤佳。

🦋 中医辨证外治法

（1）外治法一：初起为红斑，无渗出者：六一散30g，祛湿散（川黄连24g、黄柏240g、黄芩120g、槟榔90g，共研细末）15g，化毒散（市售）10g，混合均匀外扑。若水疱糜烂，有渗出者，可用马齿苋60g，水煎取1000mL，冷湿敷（或任取龙葵、龙胆草、蒲公英、野菊花一味，煎水湿敷，用法同上）。湿敷后用甘草油调祛湿散外涂。

具体用法：取甘草油60mL，祛湿散15g，调呈稀糊状，外涂。用中药湿敷有祛湿清热、消肿止痒的作用，同时可使局部渗出液吸收、炎症消退，用之得当，取效甚速。

（2）外治法二：金银花、野菊花各 20g，马齿苋、生地榆各 30g。布包水煎，待温时洗患处约 30 分钟，然后再撒青黛散（青黛 10g，黄柏 10g，滑石 20g，煅石膏 20g，煅炉甘石 10g。上药共研细末，外用，渗液不多时，可用水调涂）。

（3）外治法三：苦参、土茯苓、蛇床子、白鲜皮各 30g，川椒 10g。布包水煎，待温时湿敷皮疹处。每日洗 30～60 分钟，然后再外撒湿疹散（黄柏 4.5g，黄芩 3g，轻粉 1.5g，冰片 0.3g，青黛 3g，煅石膏 4.5g，大黄 4.5g，蛇床子 10g，血余炭 10g。上药共研细末，薄薄涂于患处，能除湿止痒）。待渗液基本消失后，可加适量凡士林和羊毛脂配成的软膏，薄薄涂之，既能收余湿，又能保护皮肤。

（4）外治法四：皮疹无渗液者，可涂黄连膏（黄连 12g，苍术 6g，黄柏 6g。上药共研细末，以凡士林 150g，调均外涂）。如下肢静脉曲张胀痛，皮疹有感染渗液者，外用苦胆膏（生南星末 30g，生半夏末 30g，鲜猪胆汁 25g，老醋 250g。文火熬 3 小时左右，放凉成膏后外用）。2 日后用软坚膏（连翘 60g，威灵仙 60g，山豆根 60g，冰片 6g。共研细末，以凡士林调匀成膏外涂）。苦胆膏外涂对慢性湿疹演变成的慢性溃疡，效果较好，尤其是对结核性溃疡疗效更佳；软坚膏对静脉炎引起的病痛及静脉曲张之胀痛最宜。两方交替使用，可达解毒利湿、活血通络之功效，促进溃疡早期愈合。

专家提醒：

　　湿疹是一种常见的炎性皮肤病，以皮疹损害处有渗出、潮湿得名。该病迁延难愈、易复发。西药治疗往往有一定的耐药性；中医治疗有其特殊疗效，尤其外治法，简便易行，且易被孩子接受。

18 日常治疗小儿湿疹经验外用方有哪些

🦋 白醋

用白醋泡水洗脸，可以作为湿疹的日常保健和预防。

🦋 金银花

金银花煮水，每天擦洗次数不限。不要用太烫的水，温水即可。

🦋 茶水

前一天晚上泡一碗茶水，稍浓一些，以备第二天使用。冷水即可，注意不要碰到皮肤破溃处。每日洗 4～6 次。还可在茶水加适量冰片，效果更佳。

🦋 艾叶

艾叶煮水洗澡，每日 1 次，可治疗湿疹。

🦋 蜂王浆

蜂王浆外擦，治疗湿疹，效果很好。

🦋 豆腐水

每天用豆腐水洗澡，治疗湿疹，3 天即可见效。

🦋 土豆

用生土豆切片，涂在患处，可治疗湿疹。

🦋 鸡蛋黄油

鸡蛋 7 个，煮熟取蛋黄，锅内放麻油 50～100g，文火将蛋黄内油熬出，待蛋黄呈焦煳状即可，去渣留油，冷却备用。先用双氧水清洗皮损处，然后敷上鸡蛋黄油，外用纱布包扎

🦋 蒸米饭团

取一洁净纱布，包裹刚蒸熟的米饭一团（网球大小），温度以不烫伤

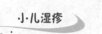

婴儿为度，轻轻在婴儿患处滚动，持续约 10 分钟，一日 1～2 次。

洋白菜

洋白菜（卷心菜）用开水烫过，半熟（或熟）即可，待温，贴敷宝宝的湿疹处，一日贴敷几次。

菠萝皮

菠萝削皮，把削下来的皮用水冲洗干净，然后放入锅内加水煮，水开后再煮 20 分钟即可，放凉后搽洗湿疹处皮肤。

黑豆

黑豆 50g，加水煮烂，再慢火熬成浓汁，黑色黏稠状即可，待凉后直接抹于患处，剩余的收集在小瓶内备用。

夏枯草

取夏枯草 150～200g，放入 2500～3000mL 水中，煮沸 10～15 分钟，去渣，倒入盆中，水温冷却至 38～41℃。操作者一手托住患儿头颈、身体，另一手用消毒小巾蘸液轻轻擦洗头面部数次。然后将患儿全身仰卧浸于药液中，手托患儿颈部露出水面，再用方巾蘸药液淋于患儿未浸部位 10～15 分钟。药浴完毕，置患儿于干净柔软的浴巾中擦干。有脓疱的患儿需用棉签在局部点擦少许甲紫，每日 1 次，连用 3 日。一般药浴后 4～6 小时红斑会明显消退，第二天皮疹、疱疹减少，有脓疱疹者多在 3 日内全部结痂、脱落。此法对幼儿湿疹、脓疱疮也有效。

绿豆

用绿豆 150g，炒焦，研成粉，用醋调匀涂患处。一日 2 次，连涂 1 周。忌花椒、胡椒。

黄连枯矾软膏

黄连 30g，枯矾 15g。共研细末，加凡士林适量，配成软膏外涂患处。

紫草油

紫草 9g，用香油适量炸焦，待油成紫色后捞出紫草。用油涂患处，每日数次。

🐶 氯霉素眼药水

用温开水将患儿发红发痒的部位洗涤干净，用干净纱布轻轻擦干，然后用 1 支氯霉素眼药水滴于患处，将药液涂匀。1 ～ 2 日便可见效，每日早晚各 1 次。

🐶 败酱草

用败酱草煮水给宝宝洗澡，治疗痱子效果很好，还可以治疗湿疹。

🐶 乌贼骨

取乌贼骨适量，研细粉，撒敷湿疹处，每日数次。适用于湿疹有渗出者。

🐶 文蛤散

文蛤 100g，川椒 50g，轻粉 3g。将文蛤打成细块，炒至金黄，入川椒同炒至黑色，以起烟为度，入密封罐内封存。第二日加入轻粉，共研细末，香油调搽。

🐶 包云膏

松香末 60g，硫黄末 30g。研匀，麻油拌成糊状，摊于纱布上卷成手指大小粗条，用线扎紧，再入麻油中浸泡 1 天，取出。用火点燃一端，悬于粗碗上方，待布灰陆续剪去，取所滴药油，浸冷水中一夜，外搽。尤适于伴局部感染者。

🐶 生理盐水

纱巾蘸生理盐水，然后用湿润的纱巾敷于湿疹渗出处 20 分钟左右，每日 2 ～ 3 次。具体时间和次数可根据宝宝的情况而定，待结痂后再用药膏外涂。注意不要让宝宝抓蹭。

🐶 丹参茵陈煎

丹参 30g，茵陈 30g，苦参 25g。水煎，每日 1 剂，取 1/5 药液内服，余液外洗患处，每日 2 次。清热，祛湿，止痒，活血。适用于婴儿湿疹。

🐶 涤毒祛湿汤

苍耳子 15g，蛇床子 15g，白鲜皮 15g，苍术 15g，苦参 15g，生大黄

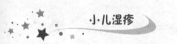

15g，黄柏 15g，地肤子 15g。水煎取滤液，待温凉后洗患处。每日 1 剂，早、中、晚各洗 1 次。解毒，祛湿，清热。适用于婴儿湿疹。

🦋 **地榆祛脂汤**

地榆 20g，黄柏 20g，野菊花 20g，苦参 20g，百部 20g，白鲜皮 20g，蛇床子 20g，地肤子 20g。每日 1 剂，加水 2000mL，煮取约 1250mL，置盆内熏洗患处。每日洗 3～5 次，每次洗 15 分钟。祛脂，燥湿，止痒。适用于婴儿脂溢型湿疹。服药期间母子均不宜食用油腻食物。

🦋 **其他中药外洗方**

（1）生地榆、马齿苋、黄柏各 20g，水煎外洗。适用于急性湿疹有渗液多者。

（2）黄柏、金银花、蛇床子各 9g，苦参、黄连、白矾各 6g。煎水 500mL，加水适量洗患处。每日洗 2～3 次，连洗 3～5 日。

（3）以金银花、连翘、野菊花、蒲公英、苦参、晚蚕沙、白鲜皮、车前子为基本方。有渗出者，加熟大黄、六一散；脱屑者，加土茯苓。每日 1 剂，视病变范围煎取药液 200～500mL 温洗，每日 2 次。一般 2～3 日即可见效。

🦋 **藿香正气水**

取 1/4 瓶藿香正气水加水适量，给宝宝擦洗患处，再涂上红霉素眼膏。每天可擦洗多次，效果较好。

🦋 **云南白药**

治疗顽固性婴儿湿疹，可先将患处用双氧水清洗干净，然后用棉签蘸干，撒上一层云南白药，外用消毒纱布覆盖，胶布固定。一般次日渗液即明显减少；8～10 日即可痊愈。如果患处已有黄痂，可先以茶油涂患处，去除黄痂，再以野菊花 100g，加盐少许煎水，外洗患处，待干后再按上法以云南白药敷之。

🐛 湿疹散

青黛 50g，滑石粉 50g，煅石膏 100g，轻粉 50g，黄柏粉 100g，煅海蛤粉 50g，蛇蜕炭 20g，冰片 12g。上药各研细末（过 80 目筛），再混均匀。取湿疹散 30g，调白凡士林成膏，装盒备用，每盒 20g。在患部薄涂一层，每日 2 次。用药膏后忌用肥皂水外洗。一般用药 5 ～ 7 日，皮损即明显消失，丘疹、红斑渐消，瘙痒减轻。临床治疗中无论何型湿疹，均应给予钙剂口服或肌内注射维丁胶性钙注射液辅助治疗，往往有显著疗效。

专家提醒：

对于湿疹的治疗，内服配合外用，效果更好。

19 小儿湿疹的常用单方验方有哪些

小儿湿疹的常用单方验方有以下几种：

🐛 验方一

【组成】云苓皮 4g，川萆薢 4g，土茯苓 4g，白术 2g，枳壳 2g，地肤子 2g，春砂仁 2g。

【功用】利湿清热为主，兼以健脾。

【主治】婴儿湿疹（湿热型）。

🐛 验方二

【组成】苍耳子 30g，蛇床子 15g，白鲜皮 15g，苍术 15g，苦参 15g，生大黄 15g，黄柏 15g，地肤子 15g。

【用法】水煎取滤液待温凉后洗患处。每日1剂，早、中、晚各洗1次。此为2～3岁患儿用量，1岁以下患儿减量1/3。

【功用】解毒祛湿，消疹退斑。

【主治】婴幼儿湿疹。症见前额、面部布满丘疹样湿疹，有黄色分泌物渗出，或全身散见，指纹紫红，舌润，苔薄白。

🦋 验方三

【组成】

（1）内服方：野菊花6g，金银花6g，车前草9g，生甘草5g，地肤子9g，白鲜皮6g，薏苡仁9g，茯苓皮9g，苍术6g，川黄柏4g，生何首乌9g，干蟾皮4g。

（2）外洗湿敷方：蛇床子9g，金银花9g，野菊花9g，生甘草6g。煎水外洗或湿敷局部，每日2～3次，每次约10分钟。

【功用】清热解毒，利湿抗敏。

【主治】婴儿湿疹。症见湿疹头面部为甚，以水疱、糜烂、渗液为主，瘙痒不宁。

附：千斤首乌汤（广州中医学院《外科学》）

【组成】千斤拔30g，何首乌15g，乌豆衣12g，当归、蝉蜕、苦参、白鲜皮各9g。

【用法】水煎服，可复渣再煎服，每日1剂。

20 有哪些中成药可以治疗小儿湿疹

小瑜妈妈工作太忙了，平时没空照顾小瑜。小瑜得了湿疹，妈妈不想让女儿用西药，可中药妈妈又没空熬，妈妈想找一些中成药治疗，就去医院咨询医生。下面介绍一些治疗湿疹的中成药：

（1）银翘解毒颗粒（根据银翘散原方配制成的冲剂），每次 1～2 包，每日 2～3 次，温开水冲服。

（2）防风通圣丸，每次 6g，每日 2～3 次，温开水送服。

（3）龙胆泻肝丸，每次 6g，每日 3 次，温开水送服。

专家提醒：

　　小儿湿疹最好采用中西医结合的方法治疗，单纯用中成药治疗效果可能不明显。

21 如何运用针灸疗法治疗小儿湿疹

　　巧巧妈妈为了给女儿治疗湿疹，什么方法都用过了，都是一段时间有用，时间长了效果就不明显了。最近，巧巧妈妈听说针灸治疗效果不错，而且没有副作用。那么针灸如何治疗小儿湿疹呢？

　　在早期或急性期湿疹的症状不甚明显，但瘙痒却令患者倍感痛苦。针灸治疗湿疹及一些难以抑制的疑难杂症往往有着良好的效果。

　　下面介绍一些湿疹的针灸疗法：

　　（1）取足三里、曲池、长强用维生素 B_{12} 注射液（0.1mg）或盐酸异丙嗪注射液（12.5mg）＋维生素 B_1（50mg），以 5 号齿科针头，每穴注射入药液 1mL，每日 1 次，10 次为 1 个疗程。主要用于阴囊湿疹。

　　（2）寻找湿疹点进行针刺治疗。令患者背向光亮处，在背部仔细寻找出低于皮肤、灰色发亮、针头大小、散在的小点，即湿疹点。找到后，用左手拇、食、中指捏提皮肤，右手持 1 寸长的毫针，直刺该点，进针七八分（小儿可浅刺），进针后提插 2 ～ 3 下后快速出针，每次可针刺 10 ～ 15 个湿疹点，每日或隔日 1 次。另可配合服用维生素 C 200mg、异丙嗪 50mg、泼尼松 10mg（小儿酌减），每日 3 次。

（3）针对湿疹宝宝的瘙痒症状，可针刺大椎、肺俞、曲池、三阴交、血海、长强等穴，有止痒消炎作用。

专家提醒：

　　针灸治疗湿疹有着良好的疗效，治疗痊愈率也很高，积极使用针灸配合治疗，就可以起到良好的疗效。鉴于小儿年龄小，不易配合，须谨慎选择该法。

22 小儿推拿的常用穴位和手法

　　小儿推拿疗法，简单、方便、有效，不受设备、医疗条件的限制，又能免除患儿服药、打针之苦，因此深受患儿及其家长的欢迎。小儿推拿的穴位特点，主要表现在特定的穴位上。这些穴位大多集中于头面及上肢部，且穴位不仅有点状，也有线状和面状。点状，即一个点是一个穴位，如手背腕横纹中央点即是一窝风穴（相当于针灸的阳池穴）。线状，即从一点到另一点连成的一条线，如前臂的三关穴和六腑穴都是线状穴。面状，即人体的某个部位就是一个穴，如整个腹部为腹穴。临床操作中，一是强调先头面、次上肢、次胸腹、次腰背、次下肢的操作程序；二是强调手法的补泻作用；三是重视膏摩的应用和使用葱汁、姜汁、滑石粉等介质进行推拿，这样既可保护娇嫩皮肤不致擦破，又可增强手法的治疗作用。

小儿推拿的对象，一般是指 5 岁以下的小儿；用于 3 岁以下的婴幼儿，效果更佳。其治疗范围比较广泛，如泄泻、呕吐、疳积、便秘、厌食、脱肛、感冒、发热、咳喘、惊风、遗尿、肌性斜颈、斜视、小儿瘫痪等症。

🦋 小儿推拿常用穴位

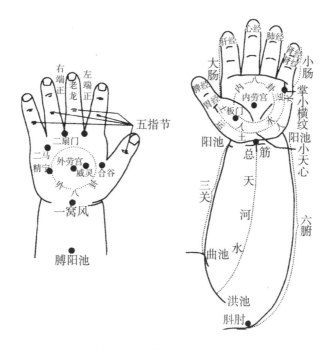

图 1　小儿特定穴上肢图

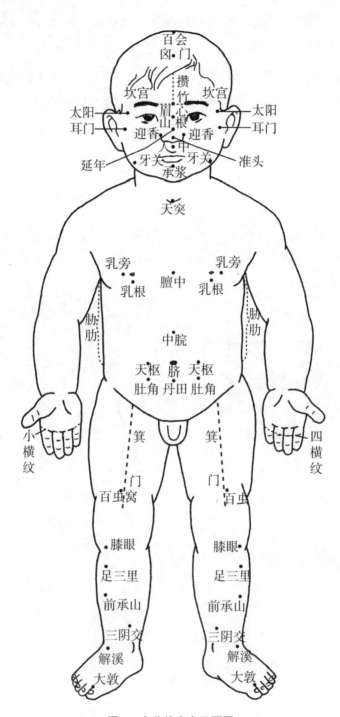

图 2　小儿特定穴正面图

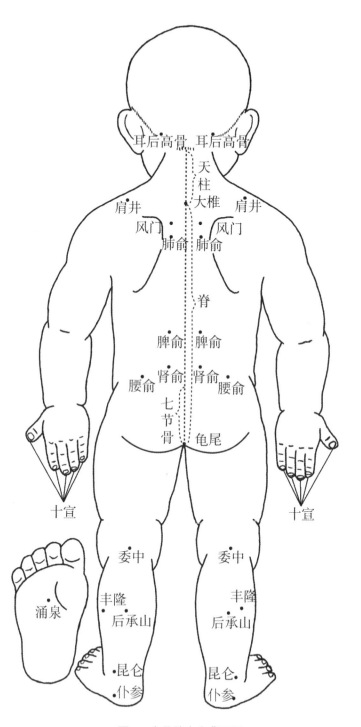

图3　小儿特定穴背面图

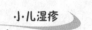 小儿推拿常用的手法

（1）推法：用拇指或食、中二指螺纹面沿同一方向运动，称为"推法"。

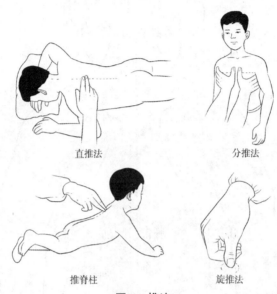

直推法　　　　　　　　　　　分推法

推脊柱　　　　　　　　　　　旋推法

图4　推法

（2）拿法："拿法"是用拇指和食、中两指相对用力（或用拇指和其余4指相对用力），提拿一定部位或穴位，做一紧、一松的拿捏。

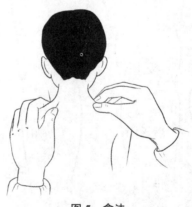

图5　拿法

（3）按法："按法"是用手指或手掌按压小儿的一定部位或穴位，逐

渐用力向下按压。

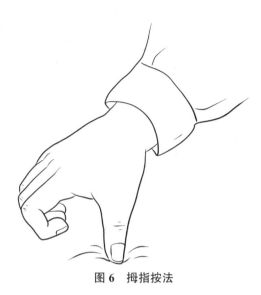

图6　拇指按法

（4）摩法："摩法"是用食指、中指、无名指和小指指腹或手掌掌面放在一定部位，以腕关节带动前臂，沿顺时针或逆时针方向做环形抚摩。频率是每分钟120次。

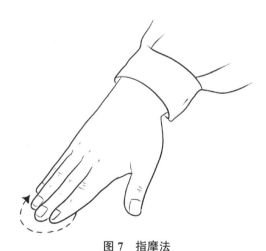

图7　指摩法

（5）捏法（捏脊）：捏法是用拇指、食指、中指三指轻轻捏拿肌肤，作用于背部正中，又叫"捏脊"。从"长强穴"到"大椎穴"成一直线，操作时应由下向上捏拿。捏脊有两种方法：一种是拇指在前，食指在后；另一种是拇指在后，食、中两指在前。在捏脊时，每捏 3 ～ 5 遍后，在第 4 或第 6 遍时，每捏 3 次，将肌肤捏住向上提拉 1 次，称"捏三提一"，也可以"捏五提一"。

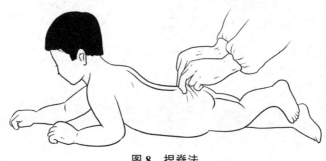

图 8　捏脊法

（6）揉法："揉法"是用手指的螺纹面、大鱼际或手掌，作用于一定的部位或穴位，做环形揉动。

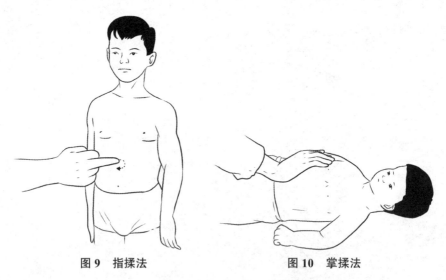

图 9　指揉法　　　　　　　　**图 10　掌揉法**

（7）掐法："掐法"是用指甲着力重按穴位。

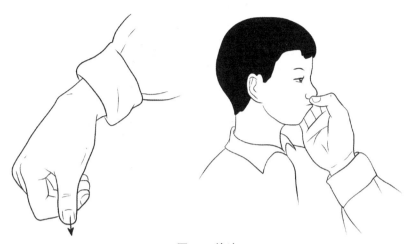

图 11　掐法

（8）擦法："擦法"是用手掌、鱼际或食、中指二指螺纹面着力于一定的部位，做往返的直线擦动。

（9）搓法："搓法"是用双手的掌面夹住或贴于一定部位，相对用力做快速搓转或搓摩，并同时做上下往返的移动。

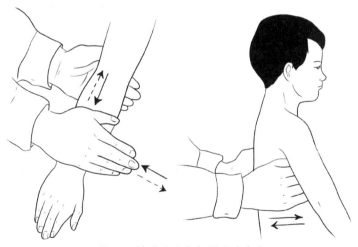

图 12　擦法（左）与搓法（右）

（10）摇法："摇法"是用一手持住肢体或关节的近端，另一手持住关节的远端，做一定幅度的摇动，如摇颈。

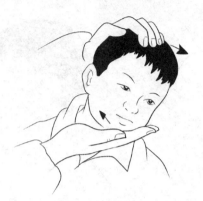

图 13　摇法

23 什么是小儿湿疹的耳穴疗法

耳穴疗法，是用胶布将硬而光滑的药物种子或药丸等准确地粘贴于耳穴处，给予适度的揉、按、捏、压，使其产生酸、麻、胀、痛等刺激感应，以达到治疗目的的一种外治疗法，又称耳郭穴区压迫疗法。

中医认为，"耳者宗脉之所聚也"。耳郭与十二条经络有着密切的关系，刺激耳穴可调整人体阴阳平衡，沟通表里上下，调整脏腑功能，营养全身，平衡人体的生理、病理状态。耳尖、肾上腺具有清热消炎、抗过敏的功效。肺主皮毛，与大肠相表里，为皮肤疹疾之要穴，故取肺与大肠穴。"诸痛疮疡，皆属于心"，内分泌穴有抗过敏、祛风止痒的作用。神门、枕穴具有安神止痒的功效。相应部位取穴可使治疗效果直达病所。

湿疹为临床常见病，病因比较复杂，尤其对慢性湿疹、异位性湿疹的治疗，西药疗效较差，且毒副作用大；中药疗效也不确切，加之大多数湿疹患者为儿童，吃中药往往很困难。耳穴压丸具有操作简单、见效快、经济实惠、无毒副作用、儿童易于接受等特点，值得临床推广、运用及研究。

耳穴贴压的贴压物多选王不留行籽，也可用其他硬而光滑的药物种子或药丸。如在家里找不到合适的药丸，用绿豆也可，还要准备胶布、耳穴贴压板、小刀、镊子、酒精或碘酊、棉球等。贴压时需先探查穴位，然后消毒和脱脂，之后贴压穴位，最后按压穴位。治疗湿疹一般 3～4 天更换一次穴位。贴压期间，每天按压 2～3 次，每次每豆必须按压 50 次左右。

具体选穴可参考耳尖、肾上腺、肺、大肠、心、内分泌、枕、神门及相应部位取穴。

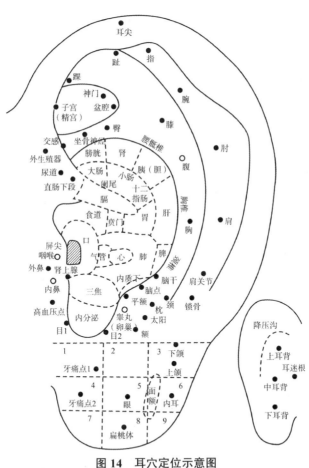

图 14　耳穴定位示意图

专家提醒：

贴压耳穴时应注意防水，以免脱落。夏天易出汗，贴压耳穴不宜过多，时间不宜过长，以防胶布潮湿或皮肤感染。如对胶布过敏者，可用黏合纸代之。耳郭皮肤有炎症或冻伤者不宜采用。湿疹患者治疗期间一定要禁辛、辣、刺激性食品，避免患儿衣着过热，洗澡时要保证浴盆清洁卫生，预防感染。

24 肛门湿疹怎么治疗

7个月大的小君君不知怎么了这几天总是哭闹，妈妈以为小君君饿了，可吃饱了她也哭，妈妈实在没办法，就让她奶奶带着。昨天君君奶奶给君君换尿布，发现小孙女的肛门周围出现了很多红疹，有些地方还有溃破，奶奶赶紧带小孙女去医院。医生说孩子这是肛门湿疹，不易治愈，需要长期坚持治疗。那么，肛门湿疹究竟是怎么一回事？应该怎么治疗呢？

肛门湿疹是一种常见的非传染性皮肤病，病变多局限于肛门周围皮肤，亦偶有蔓延至臀部、会阴及阴蒂。局部可出现红疹、红斑、糜烂、渗出、结痂、脱屑。肛门湿疹常因多种因素相互影响而发病，包括物理、化学、生物、外界因素和机体内在的精神神经失衡、代谢功能障碍、器官功能失调，表现于临床为非特异性变态反应。很难确认是由某一单纯因素引发的湿疹，也难以用排除某一因素而使症状缓解或痊愈。

肛门湿疹病因较为复杂。肛周温暖而潮湿，加上肛周秽物常不能及时清除，更有利于病原微生物的生长和繁殖，从而反复地刺激肛周皮肤，

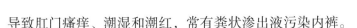

导致肛门瘙痒、潮湿和潮红，常有粪状渗出液污染内裤。

下面介绍 5 种中药熏洗、坐浴的有效方：

方一：苦参 30g，黄柏、苍术、秦艽、防风各 15g，黄芩、地榆、泽泻、蛇床子各 10g。上药加水 2000mL，煎煮 20～30 分钟后，滤取药液，趁热熏洗患部，稍凉后再坐浴 15 分钟。每日 1 剂，每日熏洗 2 次，7 日为 1 个疗程。如坐浴不方便，可用湿毛巾蘸药液局部湿敷。

方二：紫荆皮 15g，地榆、桃仁、芒硝、明矾各 20g，黄柏、苦参各 30g，苏合香 10g。上药加水 3000mL，文火煎 15 分钟，滤取药液入盆，加冰片 0.2g，溶化。先熏洗患处，再坐浴 15～20 分钟，并做缩肛运动，每分钟 10 次。每日 1 剂，每日 2 次。兼治阴部湿疹。

方三：荆芥、防风、乳香、没药、苦参、大黄、芒硝各 30g，木鳖子、马钱子、枳壳、五倍子、蜀椒（花椒）各 20g。上药用纱布包裹放入砂锅，加水 2000mL，浸泡 30 分钟后，文火煎煮，煮沸 15 分钟后，滤取药液。先熏洗后坐浴，并用手轻揉患处数次。每日 1 剂，每剂熏、浴 2 次，3 日为 1 个疗程。兼治外痔、肛裂、肛周脓肿、内痔嵌顿。

方四：苦参 30g，蛇床子、明矾各 10g，百部、白鲜皮、黄柏、鱼腥草、生甘草各 20g。上药加水 3000mL，煎煮 20～30 分钟后，滤取药液，先熏洗后坐浴。适用于急性肛门湿疹。每日 1 剂，每日熏、浴 2 次，每次 15 分钟，10～15 日为 1 个疗程。

方五：苦参 30g，当归、生地黄、生甘草各 20g，百部、白鲜皮、白及各 15g，蛇床子、牡丹皮各 10g。上药加水 2000mL，煎煮 15～20 分钟后，滤取药液，先熏洗后坐浴。适用于慢性肛门湿疹。每日 1 剂，每日熏、浴 2 次，每次 15 分钟，30 天为 1 个疗程，必要时可熏、浴 2 个疗程。

方六：苍术、黄柏、地榆、大黄、苦参各 15g，煎汤，熏洗坐浴。慢性期可用青黛散（青黛、黄柏各 30g，石膏、滑石各 60g）研末外敷；也可用三石散（制炉甘石、煅石膏、赤石脂各 90g）研细末，以麻油或凡士林调擦患处。

专家提醒：

　　一旦发现肛周有湿疹征象，应立即在清洁皮肤的基础上，外敷中药清凉散。每次排便后，以湿巾纸清洁局部皮肤，待干后，将清凉散外敷于肛周湿疹部位，并保持局部干燥。尽量避免较长时间或短期大剂量外用皮质激素类药物，因为较长时间或短期大剂量外用激素制剂，易导致药物依赖性皮炎。

25 汗疱症如何治疗

🦋 西医疗法

（1）内服法

泼尼松 1～2mg/kg·d，连服 1 周左右，效果较好。对有精神紧张者，可适当选用镇静安神剂如谷维素、溴丙胺太林（普鲁苯辛）等。

（2）局部疗法

①早期以干燥止痒为主，可用3%～5%福尔马林外涂，或用5%明矾溶液、5%醋酸铅，或用醋酸铝溶液，或用复方锌铜浸液稀释5倍浸泡20分钟，每天1次或隔天1次，浸泡或湿敷后外用类固醇霜或汗疱泥膏。

②对于干燥脱屑者可用皮质类固醇霜或软膏；如局部反复脱皮、干燥疼痛，可外用2%～5%水杨酸软膏加上10%尿素霜，或用浅层X线照射，每周1次，每次100Gy，共6次。

🐛 中医疗法

（1）湿热内盛证

【症状】掌跖部多有深在水疱，集簇成群，针尖大小，瘙痒钻心，揩破水疱，滋水黄黏，伴舌红苔腻，脉象滑数。

【治法】清热除湿法。

【方药】黄芩、黄连、苍术、陈皮、茯苓、六一散（包煎）、生薏苡仁、牡丹皮。水煎服，每日 1 剂。

（2）脾虚湿盛证

【症状】掌跖部散在水疱，针尖至粟米大小，半透明，疱液清稀，时有瘙痒，伴舌淡水滑，脉象濡滑。

【治法】健脾除湿法。

【方药】茯苓、白术、泽泻、白扁豆、车前子（包煎）、炒薏苡仁、炒山药、冬瓜皮。水煎服，每日 1 剂。

🐛 外治法

根据本病以湿邪为主的特点，可用收湿敛疱法。如王不留行、明矾、石榴皮，水煎取汁，泡洗患处，每次 5 分钟，每日 2 次。

🐛 其他

减少接触肥皂、碱、洗衣粉、洗涤灵、汽油、酒精等；保持心情畅达，避免七情不遂；不要用手撕脱皮，以防染毒成脓。

26 尿布疹如何治疗

🐛 药物疗法

（1）达克宁：将患处清洗干净并使之干燥，然后轻轻抹上软膏，每天涂 4 次左右，持续 7 ～ 10 天。对于年幼的宝宝用药需咨询医生。

（2）粉剂：若宝贝皮肤出现红斑性伤害，可以使用以下产品扑敷患处，如医用氧化锌粉、滑石粉（含硼酸）、复方炉甘石洗剂等。如果患处出现溃烂，可用紫草地榆霜涂抹。

（3）硼酸、复方硫酸铜：如果患处有液体渗出，家长可用2%的硼酸溶液在患处进行涂抹，也可以用复方硫酸铜溶液。

（4）抗菌药：若出现细菌感染，可适当加用抗菌药物。如果发生念珠菌感染，家长可以给5岁以上的宝贝服用制霉菌素，每天3次左右；或克霉唑，每天2～3次，每次2片。注意具体用药必须事先咨询医生。

🦋 物理疗法

（1）电灯照射：先把宝贝的臀部用医用棉球清洗干净，再在60～100W的家用电灯泡下进行灯光照射。注意将宝宝的臀部离电灯35～40cm，每次照射时间为20～30分钟，以被照部位稍稍发热为宜，每次照射间隔3～4个小时，直至病情痊愈。

（2）吹风：用450W的吹风机使用微风档，每次对皮损部位吹5～8分钟，出风口离患处最好在15cm左右，皮损部位温度大致为38℃。在进行吹风前最好将宝宝的臀部到大腿的部位清洗一下。按严重程度来决定每天吹风的次数：轻度——1次；中度——2次；重度——2次。

🦋 中医疗法

（1）中成药药膏：用京万红软膏在洗净后的皮肤处进行涂抹，每天可以擦2～3次。家长要注意让宝贝没有痊愈的部位保持干燥，也不要用塑料材料的布包裹患处。轻度的患儿在2天内就能痊愈；严重者3天左右也能痊愈。

（2）验方

1）用0.25kg的新鲜马齿苋煎水，然后每天用煎取的药水在病变部位涂抹2～3次。

2）密陀僧5g、铅丹10g、煅石膏10g，研磨后混合，洒在医用棉花上，每天轻扑臀部皮肤 1 ～ 3 次。

3）穿心莲 50g，当归、黄柏、山烟根、茜草各 120g，樟脑 250g，凡士林 500g。将上药在 250g 植物油中浸泡 10 天，再加水煎煮，把药渣去掉，再加入凡士林进行煎熬，在几次沸腾后投入 500g 黄蜡，再下樟脑，进行搅拌，待冷凝成膏状，就可以进行敷抹。每天 1 次即可。

4）川黄连 30g，川黄柏 240g，黄芩 100g，滑石 120g，生石膏 50g，炉甘石 100g，冰片 2g。上药进行研磨混合，在宝宝臀部均匀喷洒，以达到祛除湿气的效果。每天喷洒 2 ～ 3 次。

5）党参 15g，生薏苡仁、山药、茯苓、车前草、金银花各 30g，芡实、马齿苋各 15g，黄柏、白术、枳壳、苦参、紫草、甘草各 10g。上药加水煎服，每日 1 剂，分 2 次服用。如孩子粪便干结，则再加胡麻仁 6g，当归 20g；如果局部有瘙痒的症状，可以加白蒺藜、地肤子、蝉蜕各 10g；如果孩子有气虚的状况，加黄芪 15g。

专家提醒：

　　如果病变处皮肤出现了感染症状，如有脓包或溃烂，就要带宝宝去医院进行诊治。

小儿湿疹

NO.5

孩子得了湿疹，家长是最好的保健医

1 婴儿湿疹的家庭护理原则

因为婴儿不能使用成人常规的抗过敏药物，也不能使用外用激素类止痒药物，所以婴儿湿疹常规治疗比较困难。婴儿湿疹的家庭护理要注意以下几点：

1. 婴幼儿应接受母乳喂养。

2. 婴儿应穿柔软的纯棉制品，必要时可在晚间睡觉时戴手套，防止搔抓。

3. 禁止服用常规抗过敏药物，以免影响婴儿生长发育。

4. 禁止使用外用药物，因婴儿皮肤娇嫩，容易形成死皮、瘢痕。

5. 要保持婴儿皮肤燥，使用无激素的纯天然保湿霜，并避免用香皂清洗湿疹部位。

2 婴儿湿疹，妈妈可以做什么

萱萱的湿疹从满月后就发生了，2个多月后最明显。经服维生素C半片，每天3次；扑尔敏1/5片，每天3次；皮肤外涂蛇脂软膏，每天2次，湿疹减轻了，但胸部和四肢上仍有皮疹。现在萱萱4个月了，湿疹仍然很明显，表现为头部经常长有痂皮，额部、脸颊和嘴巴等部位的皮

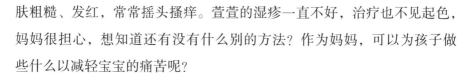
肤粗糙、发红，常常摇头搔痒。萱萱的湿疹一直不好，治疗也不见起色，妈妈很担心，想知道还有没有什么别的方法？作为妈妈，可以为孩子做些什么以减轻宝宝的痛苦呢？

婴儿湿疹，因发生在宝宝哺乳期，且有些宝宝一喝奶湿疹就加重，所以又有"奶癣"的别称。但此"奶癣"并不是人们想象的"癣"，如果用治"癣"的药来治疗婴儿湿疹，病情会加重。婴儿湿疹多数难以在短期内根治，更要靠家庭护理等综合防治。

对宝宝湿疹除治疗外，更关键的是家庭护理预防。在婴儿湿疹明显时需先治疗，待皮疹消失后，更重要的任务是家庭护理以预防宝宝湿疹的反复。如何预防宝宝湿疹复发呢？

（1）尽量寻找发病原因并去除，但这往往很难做到。

（2）注意喂养和饮食

1）母乳喂养可以减轻湿疹的程度。蛋白类辅食应该晚一些添加，如鸡蛋、鱼、虾类。一般从宝宝4个月开始逐渐添加，而患湿疹的宝宝，建议晚1～2个月添加，且添加的速度要慢。宝宝的饮食要尽可能新鲜，避免让宝宝吃含气、色素、防腐剂、稳定剂、膨化剂等的加工食品。

2）如果已经发现某种食物在宝宝食用后会出现湿疹，则应尽量避免再次进食该食物。

3）有牛奶过敏的宝宝，可用豆浆、羊奶等代替牛奶喂养。

4）对鸡蛋过敏的宝宝可单吃蛋黄。

5）人工喂养的宝宝患湿疹，可以把牛奶煮沸几分钟以降低过敏发生的概率。

6）宝宝食物以清淡饮食为宜，应该少盐，以免体内积液太多而引发湿疹。禁忌辛辣、酒腥、动风及可能诱使病情加重的食物。

（3）衣物方面：贴身的衣服要棉质的，所有的衣领最好是棉质的。衣服尽量轻薄、宽松、轻软。床上被褥最好是棉质的。衣物、枕头、被褥等要经常更换，保持干爽。

（4）日常生活护理方面：要避免过热和出汗。并让宝宝避免接触羽毛、兽毛、花粉、化纤等过敏物质。衣被不宜使用丝、毛及化纤等制品。

（5）洗浴护肤方面：坚持皮肤干净，以温水洗浴最好。避免用去脂强的碱性洗浴用品，选择偏酸性的洗浴用品。护肤用品宜选择低敏或抗敏制剂，并且最好进行皮肤敏感性测定，以了解皮肤对所用护肤用品的反应情况，预防过敏的发生。

（6）环境方面：室温不宜过高，否则会使湿疹痒感加重。环境中要最大限度地减少过敏原，以降低刺激引起的过敏反应。家里不养宠物，如鸟、猫、狗等。室内要通风，不要在室内吸烟，室内不要放地毯。打扫卫生最好是湿擦，避免扬尘，或用吸尘器处理家里灰尘多的地方，如窗帘、框架等物品。

（7）保持宝宝大便通畅，睡眠充足。睡觉前为宝宝进行节奏性肢体运动20分钟左右，这样既可以增强机体抗敏能力，又有助于消化和提高宝宝的睡眠质量。

专家提醒：

　　湿疹宝宝及时治疗很重要，家庭护理更关键。

3 如何通过家庭护理预防湿疹复发

1. 要注意过敏食物，如大麦类、蘑菇类、花生类、奶类等都是常见的过敏原，一般人可能不会注意。

2. 如果妈妈大量吃含过敏原的食品（如牛奶、鸡蛋、花生、蘑菇等），孩子也可能会过敏。因此，母乳喂养的母亲要注意饮食，海鲜、豆制品、花生、瓜子、牛奶、动物的肝脏、辛辣的食物尽量都不要吃；少食蛋类（或只吃蛋黄）、鱼腥类；牛奶要煮透再喝（最好煮开 2 次以去除过敏原）；多吃含植物油丰富的食物（因不饱和脂肪酸通过乳汁到达婴儿体内，可防止毛细血管脆性和通透性增高，而这正是婴儿湿疹的病理基础）。此外，若人工喂养的婴儿，可更换奶粉品牌；如已加辅食，则饮食禁忌原则同母乳喂养的母亲。

3. 过敏的孩子大都会因为体内蛋白质含量过高，而使湿疹发作加重，停食牛奶和一切荤食，大量喝水和吃水果，比涂药效果好。

4. 护理时还应注意避免外界各种不良刺激。非纯棉制品、非中性洗涤剂、过热的洗澡水、较硬的或者过于宽松的衣物摩擦，以及干燥的空气，都会使小儿的湿疹反复发作。有的妈妈用不透气的乳垫，结果在哺乳的时候潮湿的乳房刺激了孩子的脸部而引起发病，故应改用纱布乳垫，并在喂奶时注意隔离皮肤。

5. 湿疹本身不是由潮湿所致，但潮湿可以促使湿疹加重。给孩子洗完澡，或者是在孩子出汗后，皮疹都会变得更加明显。

6. 预防接种建议暂停。得了湿疹的宝宝一般是过敏体质，接种疫苗后，有发生严重过敏反应的危险。

7. 保持宝宝的双手清洁，经常帮宝宝修剪指（趾）甲。避免搔抓，以免感染。还可给孩子做小手套，套在手上。注意在做布手套时，手套内面一定不要遗留线头，以免线头绕在手指上，造成指尖血液循环障碍，引起缺血坏死。

专家提醒：

不要给湿疹宝宝穿太多，要用冷水洗脸；不要给宝宝吃鸡蛋和虾，因为这些容易诱发或加重宝宝湿疹。

4 湿疹宝宝护理，从小事做起

现在湿疹宝宝越来越多了，不知道从什么时候开始，靓靓原本娇嫩细滑的皮肤上竟然长出了密密麻麻的湿疹，很是难看，妈妈很担忧，很想帮助女儿，可又不知道做什么。那么，如何才能让宝宝远离湿疹的困扰呢？

下面介绍几种方法：

母乳喂养的妈妈要谨慎注意自己的饮食，最好别吃辛辣、海味、膻腥味食品，如鸡蛋、虾、蟹等，减少发病原，多吃含植物油丰富的食物。人工喂养的宝宝，可以先停止喝原来的配方奶，尝试另外一种，看看湿疹状况是否得到缓解。

如果带宝宝去户外，一定要避免大风的刺激，并尽量少带宝宝去人多的公共场所。宝宝衣服要以纯棉布为主，要宽松舒服，添加适当，避免因摩擦而加重湿疹症状。家里最好不养宠物，以免动物毛发引起湿疹。大小便后要及时给宝宝清洗，以免尿液刺激。保持皮肤湿润，经常给宝宝擦润肤霜。

患湿疹的宝宝会经常用小手去抓痒，很容易引起感染，因此在尽可能阻止宝宝抓挠的同时，还要保持宝宝双手的清洁，经常剪剪手指甲，减少感染的机会。

千万不能用肥皂、热水清洗患处皮肤，这样会将表面的油脂洗掉，使皮肤更加干燥，还会刺激肌肤，加重症状。洗澡次数不要太频繁，每周3次即可，每次不超过5分钟。可以用消毒晾凉后的植物油或液状石蜡擦拭患处。

专家提醒：

　　如果婴儿湿疹的症状没有减轻的迹象，甚至出现更严重的情况，比如出现溃烂，要及时就医。医生会根据实际情况给宝宝用药进行治疗。千万不要私自给宝宝涂药，以免引起不良后果。

5 润肤霜和润滑剂对孩子预防湿疹有作用吗

　　芊芊得了湿疹，而且反复发作，皮肤变得很粗糙，妈妈就给芊芊买了润肤霜，可买回来爸爸却不让用。爸爸说润肤霜这类产品容易导致毛孔堵塞，不利于疹子发出。爸爸说的有根据吗？湿疹宝宝到底能不能用润肤霜？润肤霜和润滑剂对孩子预防湿疹有利还是有害？

　　芊芊爸爸的说法是没有根据的，其实很多润肤霜和润滑剂都可以使皮肤保湿和软化。它们可以恢复皮肤的弹性、营养和柔软，减少皮肤瘙痒和摩擦。润肤霜和润滑剂要经常使用，这是最重要的治疗方法。

　　这一阶段的治疗包括：

　　（1）每天最多洗一次澡。

　　（2）用温和的保湿皂清洁。

　　（3）用保湿霜涂抹所有皮肤干燥的地方，每天至少2次，尽可能多几次。

　　小孩的敏感皮肤需要天天保湿，就像每天需要刷牙一样。皮肤保湿可以保护皮肤、防止干燥并使其光滑，这样使得皮肤很少发痒和发红。

　　另外，含皮质类固醇激素的膏剂或润肤霜有些也是治疗湿疹的重要组成部分，可以涂到发炎的地方，也就是发红或粉色的地方，每天1～2次，最好在洗澡后宝宝皮肤还湿润的时候就立即涂一次。激素药要先涂，然后把保湿霜涂在没有发炎的地方。千万不要在涂激素药之前涂保湿霜。弱效的激素药如1%氢化可的松、去炎松或羟泼尼缩松，通常对大多数孩子已经足够。

专家提醒：

　　很多家长都误认为湿疹与湿有关，因而不给孩子洗澡，不让孩子使用润肤霜和润滑剂这一类的产品，这是不正确的。

6 湿疹宝宝能晒太阳吗

　　2岁的小欣然长得白白胖胖，皮肤嫩嫩的，活泼可爱，经常和小朋友在花园里玩耍。可这几天妈妈发现，女儿脸上长了很多红点，而且经常用手挠，有些还有点破皮了。妈妈带孩子去医院检查，医生说这是湿疹，给小欣然开了一些药。自此，小欣然变得十分不开心，不仅是因为湿疹的瘙痒，更多的是妈妈怕小欣然在太阳下会加重病情，不准小欣然出去和小朋友玩了。小欣然妈妈的做法对吗？湿疹宝宝到底能不能晒太阳？

　　妈妈的做法是不对的，湿疹宝宝晒晒太阳会对皮肤有好处的，但长湿疹的地方不能直接接触到阳光，否则会加重病情。在晒太阳的时候，要在树荫下，透过树叶间隙晒比较好。一般是早上8～9点、下午3～4点的阳光比较好。晒太阳时还可以给宝宝戴个帽子，把脸遮住，把小胳膊、小腿或者屁股露出来晒。

专家提醒：

晒太阳有助于湿疹恢复，如果皮肤过热，湿疹宝宝很容易得痱子。建议使用防晒霜保护皮肤。在炎热的天气给宝宝穿宽松的 T 恤有时会有帮助，可使皮肤清凉，免除瘙痒。

7 湿疹宝宝可以游泳吗

7 岁的小瑞瑞从 4 岁开始就会游泳了，每到节假日妈妈总要带瑞瑞去游泳。瑞瑞的泳技很好，还拿过金牌。最近省里又要举行游泳比赛，瑞瑞很想去参加，可是瑞瑞这几天突然身上出了很多疹子，到医院检查，医生说是湿疹，教练就不让瑞瑞去游泳了。瑞瑞妈妈很苦恼，到底湿疹宝宝能不能去游泳呢？

对于湿疹患儿来说，泳池水中的氯会刺激皮肤，而产生不舒服感。为了防止这点，可以将保湿霜涂厚一点。湿疹症状较轻时也可以游泳，但泳后一定要在浴盆里泡一会儿。但是湿疹严重的宝宝则最好不要去游泳，会加重病情。

专家提醒：

宝宝学游泳可以健身，但湿疹症状严重的宝宝要慎重游泳。

8 宝宝嘴边湿疹如何护理

小茹的爸妈是村里有名的菜农，种出来的蔬菜质量都是数一数二的。今年的西红柿又是大丰收，长的又大又红，十分诱人。小茹最爱吃家里种的西红柿了，以至于饭都不好好吃了，就吃西红柿。可不知为什么从昨天开始，小茹嘴边出了好多小红疹子，而且痒的小茹晚上觉都睡不好。第二天妈妈就带小茹去医院了，医生说这是湿疹，可能是西红柿汁刺激引起的，但并不严重，注意护理就可以了。那么，宝宝嘴边的湿疹如何护理呢？

柑橘类水果和西红柿会引起嘴边湿疹。舔嘴、果汁沾染都会加重湿疹。吃饭前最好在嘴边抹上凡士林，形成保护层。流口水的宝宝可用软布沾干，然后涂上凡士林或保湿霜。

除此之外，还要剪短宝宝指甲，床单要用纯棉的，枕头不要用羽毛填充的，枕套要用纯棉的，房间换气也要良好，最好室内装上加湿器。硬水对皮肤有刺激性，湿疹宝宝最好使用软水。学校也会带来问题，要和老师密切协作，孩子最好坐在班级的中间，远离门口、窗户和电炉。必须避免接触豚鼠、兔子。湿疹孩子要带自己的特殊香皂和保湿霜到学校。大多数孩子要在早起和午饭的时候抹面霜，一定要有人监督。

专家提醒：

孩子不要因为患湿疹就不上学，要同老师密切配合，培养学习兴趣。

婴幼儿湿疹的防护应注意什么

　　小韵达现在 17 个月，湿疹也已经伴随了他 17 个月，中间也有好的时候，但大部分时候都是纠缠不清的。妈妈用了各种治疗方法，但长期效果都不好。久病成医，小韵达的妈妈在长期治疗中，总结出预防宝宝湿疹家庭护理比药物治疗更重要。那么，家长在日常生活中做哪些事情可以预防宝宝湿疹呢？

　　家长注意日常生活的细节对预防宝宝湿疹很重要，下面介绍几种：

　　（1）避免过量喂食，防止消化不良。

　　（2）如系牛奶过敏，可把牛奶多煮开几次，改变其成分结构，减少致敏因素；奶内少加糖，或试用其他代乳食品。

　　（3）如系某些食物过敏，可开始吃少量，再慢慢加量，使小儿逐渐适应。吃鸡蛋时，试着单吃蛋黄，不吃蛋白，必要时可选用植物蛋白食物。

　　（4）食物中要有丰富的维生素、无机盐和水，糖和脂肪要适量，少吃盐，以免体内积液太多。

　　（5）蛋白类辅食应该晚一些添加，如鸡蛋、鱼、虾类。一般从宝宝 4 个月开始逐渐添加，而有湿疹的宝宝，建议晚 1～2 个月添加，且添加的速度要慢。

　　（6）母乳喂养可以减轻湿疹的程度。

　　（7）宝宝的饮食应尽可能新鲜，避免让宝宝吃含气、色素、防腐剂、稳定剂、膨化剂等的食品；如果已经发现食用某种食物会出现湿疹，则应尽量避免再次进食这种食物；避免高营养的饮食，以免诱发湿疹。

　　（8）母乳喂养小儿如患湿疹，乳母应暂停吃易引起过敏的食物，要少食牛奶、鲫鱼汤、鲜虾、螃蟹等诱发性食物；多吃豆制品，如豆浆等清热食物；不吃刺激性食物，如蒜、葱、辣椒等；不要涂化妆品或香水。

（9）尽量少用肥皂，不用碱性大的肥皂。除适用于婴儿的擦脸油外，不用任何化妆品。

（10）不穿化纤、羊毛衣服，以柔软浅色的棉布为宜；衣服要宽松，不要穿盖过多。

（11）为避免抓破皮肤发生感染，可用软布松松包裹双手，但要勤观察，防止线头缠绕手指。

（12）头皮和眉毛等部位结成的痂皮，可涂消过毒的食用油，第二天再轻轻擦洗。

（13）在湿疹发作时，不做预防接种，以免发生不良反应。

（14）避免用碱性洗浴用品，宜选择偏酸性的洗浴用品，保持皮肤清洁。湿疹遇热易发，给宝宝擦脸、洗澡的水不要太热。特别注意清洗皮肤的褶皱。洗澡时，沐浴剂必须冲洗干净。洗完后，抹干宝宝身上的水，再涂上非油性的润肤膏，以免妨碍皮肤的正常呼吸。宝宝的头发要每天清洗，若已经患上脂溢性皮炎，仔细清洗头部便可除去疮痂。如果疮痂已变硬粘住头部，则可先在患处涂上润肤油，过一会儿再洗。护肤用品宜选择低敏或抗敏制剂，并且最好进行皮肤敏感性测定，以了解皮肤对所用护肤品的反应情况，预防过敏的发生。勤给宝宝剪指甲，避免宝宝抓搔患处，防止继发感染。

（15）室温不宜过高，否则会使湿疹痒感加重；环境中要最大限度地减少过敏原，以降低刺激引起的过敏反应；室内要通风，不要在室内吸烟，室内不要放地毯。

（16）保证宝宝充足的睡眠；睡觉前为宝宝进行节奏性肢体运动20分钟左右，既可以增强机体抗敏能力，又有利于消化和提高宝宝的睡眠质量。

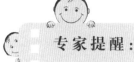

10 在家中，妈妈如何通过简便易行的方法帮湿疹宝宝止痒

小运昌患了湿疹，而且反反复复老是不好。每次发作小运昌都痒得吃不下饭、睡不着觉，擦药也不起作用。妈妈听说按压一定的穴位可以止痒，那么针灸哪些穴位可以缓解瘙痒的症状呢？

湿疹的痒，不同于麻疹发作时那种爆发性的痒，而是一种会感觉到阴湿的刺痒。这种刺痒就像蚂蚁在爬的感觉，使人无法忍受，尤其是身体较柔软及较敏感的部位。

这种病症是越抓越痒，且斑疹越多，有时会因痒而睡不着觉，造成失眠症。即使能入睡，也会因无意识的搔抓，醒来时斑疹的渗出液体已使内衣及床单湿湿黏黏的。特别是手臂、膝盖、腋下内侧最容易长湿疹，若不加以治疗，常会演变成慢性疾病，而皮肤会变得很粗糙。

在家中，妈妈可以通过按压相应的穴位来帮宝宝止痒。下面介绍治疗湿疹的穴位及指压法：

止痒、祛除湿疹的穴位之一称为治痒穴。刺激此穴位，有止痒之效。

双手自然下垂时，从肩膀凹陷处垂直向下画线，该线与乳头的水平线相交处即为治痒穴。

一面缓缓吐气，一面按压 6 秒钟，反复做 10 次，即可止痒。

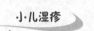
其次，以和前面相同的要领一面吐气一面按压太白穴，即位于脚拇趾下部，跖大骨外侧的穴位，约按 20 次。如此，因湿疹而引起的红色斑疹便会消失。

专家提醒：

湿疹宝宝的瘙痒症状是痛苦的，穴位指压不仅能止痒，还能提高湿疹治愈的可能性。

11 帮宝宝治湿疹，这些方法更简便易行

小雪刚出满月，小脸上就起了密密麻麻的红色小疹子。妈妈带小雪去医院，皮肤科的主任说这是湿疹，由于孩子比较小建议尽量不用维肤膏之类的药物，因这类药品多含有激素。医生教小雪妈妈一个简单的方法，用乳汁给孩子洗脸。小雪妈妈就照做了，果然效果不错。那么，还有什么别的简便的方法吗？

宝宝得了湿疹，妈妈都很着急，而药物治疗往往都有副作用，许多家长都不想用。其实，妈妈们可以利用生活中的一些材料帮宝宝治疗湿疹。

（1）生土豆切片，涂在患处，2～3天皮肤就可以恢复原来的白嫩。

（2）家里有艾叶的，可以用少量艾叶包在纱布中后放在澡盆里，然后用烧开的水直接冲在艾叶上，再加冷水，水会呈微褐色，然后给宝宝洗澡，脸上有湿疹的就用纱布多洗洗，效果也不错。

（3）郁美净儿童霜也可以治疗湿疹，妈妈只要每天给孩子洗完脸后均匀地涂上一层即可。

专家提醒：

　　因为引发宝宝湿疹的原因各不相同，所以治疗的方法也有所区别。在借鉴上面的方法前请先咨询医生。

12 尿布疹的护理方法

　　宝贝还小，排泄次数会较多，频繁的清洁工作极有可能使得臀部皮肤发红或者受伤，大小便带来的潮湿也会使破损处再次受到刺激，因此护理时应格外细心。

　　（1）给宝贝换尿布不能偷懒，要多换几次，使臀部肌肤保持持久干爽。在脱下脏尿布之后，一定要将被包裹的部位进行彻底清洁。一定不能来回地搓洗，只能轻轻地进行抹洗。

　　（2）要注意清洗时只用温热的水，不需要使用沐浴液或者肥皂，以避免患处再受刺激。如果宝贝不配合擦拭，可以选择盆浴。

　　（3）用柔软的纱布擦拭完屁股后要再抹上一层有隔离效果且无刺激性的膏剂，最好是纯植物类型的，如婴儿植物维肤膏，让宝贝的肌肤远离排泄物的伤害。不要将油性的膏剂作为第一选择，因为这会阻碍肌肤的透气及排泄物的排出。

　　（4）在宝宝处于轻度尿布疹阶段时，妈妈们就要及时帮助宝宝治疗和呵护病变肌肤。在起疹子的部位抹上适量的鞣酸软膏；若局部有溃烂，可以使用1%甲紫进行涂抹，并及时去医院诊治。

　　（5）温暖的环境里，可以让宝贝不穿尿布也不抹其他霜，在洁净的地面愉快地玩耍，因为肌肤与空气接触有利于病变肌肤的痊愈。

（6）家长可以在床上放一块小的垫布，避免宝贝的尿液把床弄湿。

（7）不要给宝贝抹爽身粉，因为爽身粉遇水会结块，不利于患处的干燥，反而会加重刺激。

（8）假如患处有液体渗出，可以用氧化锌油来催生表皮。

13 如何给孩子煎服中药

3 岁的小玉最近这半年反复得湿疹，妈妈想给她找中医好好调理一下。今天早上，小玉妈妈带她去看了中医，医生给小玉开了 7 剂中药。可回到家，面对着一包包的中药，还有什么先煎、后下的，小玉妈妈犯了难，不知道应该如何煎药、怎么吃。那么，究竟应该如何给孩子煎服中药呢？

我们知道，汤剂是中医临床上应用最早、最广泛的剂型。因其适应中医辨证施治、随症加减的原则，又具有制备简便、吸收迅速等特点，而备受医生和患者的青睐。但如果煎服不得法，则难以奏效。下面简单介绍一些煎服中药的知识。

🦋 中药的煎法

抓来的中药无须水洗，直接放入煎药锅中。煎药容器以砂锅、搪瓷器皿、不锈钢锅为宜，严禁用铁器。中药入煎前应先用冷水浸泡 20 分钟左右。煎药用水量一般以浸过药面 1 ～ 3cm 为宜。大剂量和有松泡易吸水的药物时可适当增加用水量。先用旺火煎煮，待药煮开后改用文火。解表药、清热药、芳香类药物不宜久煎，沸后煎 15 ～ 20 分钟。滋补药沸后，改用文火慢煎 30 分钟。将药液滤出，再加冷水接着煮第二煎，仍旧先用急火煮开，再改用文火煮，时间同第一煎。将两次煮好的药液合在一起，如药量较大，可适当再用急火煎煮浓缩，使水分减少。每日药量：一般 1 岁以内 30mL，1 ～ 3 岁 60mL，4 ～ 7 岁 90mL，8 ～ 10 岁 120mL，11 岁以上 150mL。

另外，还有一些有特殊煎煮要求的药物。先煎药一般是一些矿物、贝壳、角甲类药物，因其质地坚硬，有效成分不易煎出，一般要先煎，之后再与其他药物混合后煎煮，常见的有生石膏、生龙骨、珍珠母、生赭石等。另外，有毒性的药物常先煎，因久煎可达到减毒或去毒的目的。先煎药应在煮其他药物之前先煮沸 15～20 分钟，再加入其他药同煎。后下药一般是气味芳香、含挥发油或不宜长时间煎煮的药物，常见的有藿香、钩藤、大黄等。在一般药即将煎至预定量时，投入后下药同煎 5 分钟即可。包煎药一般是种子和个别的花粉药物，用纱布袋装好后放入群药内共煎煮，常见的有车前子、旋覆花等。车前子易黏锅糊化、焦化，所以需包煎；旋覆花包煎可避免绒毛脱落混入汤液中刺激咽喉。溶化服是用热药液将药物溶化后服用，常见的药物有玄明粉、芒硝。烊化服主要是一些胶类药物，用热药液烊化后服用。如果混煎使药液黏性增大，影响其他成分的浸出，胶类药物也有一定的损失，所以采用烊化服用的方法，常见的有生阿胶、鹿角胶、龟甲胶。另煎兑入是指一些贵重药要单独煎煮后，再将药液兑到一起服用，常见的有人参、西洋参、鹿茸等。冲服药是指一些贵重的药物细粉不能与群药一起煎煮，多采用冲服的方法服用，即将药粉溶于药液中服，这样有利于发挥药物的作用，如羚羊角粉、琥珀粉等。

 中药的服法

给患儿喂服中药是家长普遍感到头痛的事情。其实，只要按照小儿不同时期的生理特点，掌握恰当的喂服方法，给小儿喂中药并不难。

1 岁以下的小儿，胃容量较小，可将一日的药量分 5～6 次喂服。这时的小儿味觉反射尚未完全形成，可将中药汤液装在奶瓶里，让患儿吸吮。一般应先喂药再喂奶。对于体质差的小儿，也可用鱼肝油滴管慢慢滴入。新生儿的吸吮能力差、吞咽动作慢，喂服时要耐心、细致，并注意观察其面色和呼吸，防止药物呛入气管。

1～3岁的小儿味觉非常敏感，对苦味特别反感，往往食入即吐。在不影响药物疗效的情况下，可在药物内加入白糖、冰糖等调味品，以减轻其苦味。其喂服方法，一般采用被动给药法，即将患儿抱成半卧位，头部抬高，颈部垫上毛巾，固定手足，取塑料软管吸满中药，将管口放在患儿口腔黏膜与臼齿间慢慢挤滴，因体位的作用，药液会慢慢进入口内而咽下。如果小儿含在口中不肯吞下，可用拇指和食指捏小儿两颊，以促使其吞咽。喂服药液时，应注意小儿吞咽速度，若出现呛咳，要立即停服，并抱起病孩轻拍背部，以使药液咳出气管。

3岁以上的小儿思维已较成熟，大多数都具有自己服药的能力。因此，对这类小儿主要在于循循诱导、耐心解释，不要轻易打骂患儿，以免使患儿产生对抗情绪。要积极鼓励患儿吃药，并在服药后奖赏一些平时喜爱吃的食品，使小儿养成良好的服药习惯。若经耐心劝说无效，也可采用被动给药法。

应当指出的是，被动给药时不能捏鼻子硬灌或将药液与乳汁混在一起服用。因为捏鼻子灌药易使药物呛入气管，引起肺部感染，甚至窒息死亡；药物与乳汁混在一起，很易产生凝结现象，降低药物的疗效。此外，让妈妈替孩子吃药的"过奶"方法也不科学，因为从奶汁中分泌的药物成分非常少，达不到治疗效果。

药物的温度

中药的温度要适中，过热容易烫伤婴幼儿的咽喉、食管、胃黏膜等，过凉则会造成胃部不适、肠道功能紊乱，还会影响药效。

喂药时间

喂药应在两餐之间，这样才能使药物充分吸收和发挥作用。餐前服药容易刺激胃黏膜，而餐后服药容易造成呕吐。一般情况下，服药后尽量休息一段时间，以利药物吸收，也可避免因活动量大而引发呕吐，从而影响疗效。

药物的储存

　　煎好的药液由于没有添加任何防腐剂，所以时间久了会变质，原则上是当天煎当天服。但是每天都煎药时间不允许，可以一次煎好3～4剂，然后把药液保存在冰箱冷藏室内，以防变质。服用的时候盛出一碗，隔水加热后服用。

专家提醒：

　　汤药一般可以和中成药同服。如需同时服用西药，最好错开一段时间服用。

NO.6

药食同源，应该给孩子这样吃

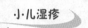

1 湿疹宝宝的饮食原则是什么

小松 3 个月时就得了湿疹，而且反复发作。小松平时饮食还可以，可湿疹一发作食欲就比平时差了很多。小松奶奶变着花样给他做吃的，可小松就是不肯吃，有时吃下去一些东西，湿疹反而加重了。每每遇到小松湿疹发作，奶奶都很发愁。那么，小儿患湿疹时饮食上应注意些什么问题呢？

小儿湿疹时饮食宜清淡，宜吃富含维生素 B_6 的食物，如干酵母、马铃薯、鸡肉、牛肝、肾脏、香蕉等；核桃仁、葵花籽、香榧子、小核桃、西瓜籽等富含锌和亚油酸，也可常吃；其他尚有茶叶、苹果、胡萝卜、瘦肉、蛋类等，也可经常服食。因牛奶引起小儿湿疹者，可改吃母乳或豆奶等，也可将牛奶煮沸几次以改变其蛋白性质而减少其过敏症状。禁忌二手烟、含酒精食物。

专家提醒：

掌握以上饮食原则，可以有效预防宝宝湿疹。

2 湿疹的食疗有哪些

1 岁半的聪聪从昨天开始手上就出了许多小红疹子，妈妈带他去看医生，医生检查完后，说是湿疹，还开了一些药。妈妈拿了药回家，总觉得"是药三分毒"，不想给孩子吃药，可不用药又有点不放心，于是她打电话咨询她的医生朋友，想了解一下有没有药膳食疗方可以治疗湿疹。

下面是一些临床常用的小儿湿疹食疗方：

（1）赤豆米仁汤：赤小豆、薏苡仁各 30g，煮熟烂，加糖适量，日服 2 次。小儿可减量或仅服汤，可服一段时间。

（2）绿豆百合汤：绿豆、百合干各 30g，煮汤，加糖适量服食，日服 2 次，可吃一段时间。

（3）米仁荸荠汤：生薏苡仁 5g、荸荠 10 枚，去皮切片，加水煎煮，日服 1 次，连服 10 日。

（4）鲜地瓜：鲜地瓜 60g，去皮挤汁，并将渣捣烂如泥状，加醋适量调匀，敷患处，汁可饮服，连用 5 ～ 7 日。

（5）龙井茶：龙井茶 6g，沸水泡至 50mL，加糖少许。婴儿可每日分次喂服，连喂 1 ～ 2 周。

（6）鲜芦根汁：鲜芦根 100g，挤汁，日喂服数次，连喂 1 周左右，可治婴幼儿湿疹。

（7）绿豆甘草汤：绿豆 30g、甘草 2.5g，煮汤，吃绿豆喝汤。

（8）赤小豆：赤小豆 10g，焙干研成粉末状，加鸡蛋清 1 个，调成厚糊状，涂于患处。若渗液多者，可加松花粉外敷。

专家提醒：

食疗的作用较弱，适合湿疹症状较轻的宝宝。如湿疹症状较重，要及时带孩子去医院就诊。对于湿疹反复发作的孩子，则需要长期坚持食疗才能起到作用。

3 哪些蔬菜有助预防和治疗湿疹

2岁的娜娜从昨天开始不知什么原因身上起了很多红疹子，到医院一检查说是湿疹，医生给开了些药，嘱咐娜娜妈妈要按时服药并注意饮食。今天一大早，妈妈去菜市场采购，想给娜娜补一补，可看着那么多的蔬菜，就有点犹豫了，她不知道哪些蔬菜适合给娜娜吃，有助于湿疹的痊愈。

下面就简单介绍一些适合小儿湿疹时吃的蔬菜：

（1）苦瓜：苦瓜内含奎宁。具有清热解毒、祛湿止痒之功。可用于治疗热毒、疖疮、痱子、湿疹等病症。

（2）番茄：番茄内含丰富的维生素A、维生素B_1、维生素B_2、维生素C、烟酸，维生素E；还含有苹果酸、柠檬酸、钙、磷、铁及番茄碱等物质。具有生津止咳、健胃消食、凉血平肝、清热等功效。番茄中的果酸对维生素C有保护作用，故而能有效补充维生素C；番茄碱可抑菌消炎、降低血管通透性，所以外用番茄汁治疗湿疹可起到止痒收敛的作用。

（4）冬瓜：性凉，味甘淡，有利水、清热作用。《本草从新》谓其能利湿祛风，故对急、慢性湿疹有益。

（5）瓠子：性寒，味甘，能清热、利水湿。有医药书中说它能治疮毒，而皮肤湿疹也可以说是一种疮毒。食用瓠子清利湿热则湿疹可愈。《滇南本草》载其："治诸疮脓血流溃……用荞面包好，以火烧焦，去面为末，服之。"这与顽固性湿疹伴发感染相似。简单有效的食法以煎汤服用为宜。

（6）丝瓜：性凉，味甘，皮肤湿疹者宜常食之，可以起到清热、凉血、解毒的效果。《医学入门》中曾说："治男妇一切恶疮，小儿痘疹余毒，并乳痈、疔疮。"这类病症，多因湿热为患，同皮肤湿疹一样，食用丝瓜均能达到祛湿热、解湿毒的目的。

（7）马兰：性凉，味辛，有凉血、清热、利湿、解毒的作用。《四川中药志》称其能"除湿热，利小便"。《本草正义》认为马兰最解热毒，能专入血分，止血凉血，尤其特长。所以，湿疹患者，食之最宜。

（8）黄瓜：性凉，味甘，可除热、利水、解毒。《滇南本草》载其："解疮癣热毒。"《本草求真》说"黄瓜气味甘寒，服此能清热利水"。故湿热为患的湿疹患者，宜常吃黄瓜，生吃、凉拌、烧食皆可。

（9）金针菜：俗称黄花菜，有清热利湿的作用。凡急性或亚急性皮肤湿疹以及合并感染者，均宜常食。《日华子本草》云金针菜治小便赤涩。《本草纲目》谓其消食，利湿热。实质皆取金针菜凉降之性，湿祛热清，湿疹自愈。近代有学者认为，常吃金针菜，能增强皮肤韧性和弹力，保护表皮与真皮组织细胞，加速皮肤毛细血管的血液循环，抵御内外各种不良因素对皮肤的刺激侵蚀，对皮肤起到一定的保护作用。

（10）水芹：性凉，味甘苦，能清热，又能利水。《贵州民间方药集》谓其解热利尿，祛风。皮肤湿疹可以通过利水湿、清邪热，而改善湿疹的症状。

（11）荸荠：性寒，味甘，能清热、化痰、消积。《本草再新》载："清心降火，补肺凉肝，消食化痰，破积滞，利脓血。"前人还用其治黄疸湿热、小便不利。这些都说明荸荠有消风、清热、利湿的功效，故皮

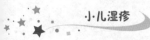

肤湿疹患者宜食之。

（12）韭菜：韭菜内含胡萝卜素、维生素 B、维生素 C 及钙、磷、铁、蛋白质、纤维素等。韭菜还有解毒祛湿的功效，故韭菜汁外搽可治疗湿疹。

4 哪些水果可以防治小儿湿疹

（1）西瓜：性寒，味甘，有清热、解暑、利小便的作用。皮肤湿疹者宜食，可使湿热之邪从小便而去。亦宜用西瓜皮煎水代茶饮，同样可以收到清利湿热的效果。

（2）香蕉：味甘，性寒，归肺经、脾经。功效清热、润肠、解毒。治热病烦渴、便秘、痔血。香蕉内含丰富的可溶性纤维，即果胶，可帮助消化，调整肠胃功能。

（3）山竹：果：性平，味甘、微酸，健脾生津，止泻；皮：性凉，味苦、涩，消炎止痛。主治脾虚腹泻、口渴口干、烧伤、烫伤、湿疹、口腔炎。山竹含有丰富的蛋白质和脂类，对机体有很好的补养作用，对体弱、营养不良、病后患者都有很好的调养作用。山竹汤对营养过剩及燥火较重引起的暗疮、消化不良、皮肤没有光泽及肥胖等症有很好的食疗作用。山竹不但具备抗氧化能力，也有助增强免疫系统，使人身心舒畅。不过因为山竹性寒，故应避免与西瓜、豆浆、白菜、芥菜、冬瓜荷叶汤等寒凉食物同吃，若不慎食用过量，可用红糖姜茶解除。

5 哪些食用中药可以治疗湿疹

（1）山药：性平，味甘，功在补脾胃、健脾运。中医认为，脾为后天之本，主运化水湿。皮肤湿疹患者缘于脾失健运，湿热内生。常吃山药健脾胃而水湿渐化。一年四季均宜食用，炒食、煮食或煎汤皆可。

（2）白茯苓：性平，味甘淡，既能健脾胃，又能利水渗湿，故皮肤湿疹者宜食。《用药法象》中说茯苓淡能"利窍，益脾逐水，为除湿之圣药"。《药品化义》中说茯苓"治下部湿热、淋沥水肿、便溺黄赤"。这些都与下肢皮肤湿疹一样，同为湿热为患，故皮肤湿疹者宜常食之。

（3）枸杞：性凉，味甘苦。《日华子本草》谓其能"消热毒，散疮肿"。皮肤湿疹患者如感到皮肤瘙痒或出红疹、小便不利、尿色赤黄、口鼻火热，可能是血热所致，用枸杞煮汤饮服，可见疗效。

（4）金银花：性寒，味甘，最善清热解毒。皮肤湿疹合并感染者，食之最宜。《滇南本草》载："金银花清热，解诸疮。"《生草药备要》谓其"祛皮肤血热"。《本草备要》亦称其"治疥癣"。尤其是急性和亚急性皮肤湿疹患者，用金银花煎水代茶，颇有裨益。

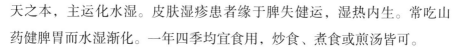

6 哪些肉类食物可以防治湿疹

（1）蛇肉：有祛风、杀虫之功，历代医家多用其治疗皮肤病。《本草纲目》中早有记载："蟒蛇肉去手足风痛，杀三虫，去死肌，皮肤风毒病风，疥癣恶疮。"《药性论》载："乌蛇肉治热毒风……痒疥等。"《开宝本草》亦说："乌蛇主诸风瘙瘾疹、疥癣。"《食物中药与便方》中介绍："皮肤化脓性疾病（即皮肤湿疹反复发作、脓疱、疖、痈等）：取大的乌梢蛇1～2条，宰杀后煮作菜（一般烹饪法），喝汤食肉，连吃3～4次，用以预防有一定效果。"

（2）鲫鱼：有健脾利湿的功效，皮肤湿疹者宜食。《医林纂要探源》认为："鲫鱼性和缓，能行水而不燥，能补脾而不濡，所以可贵耳。"《本草经疏》认为鲫鱼"主诸疮久不瘥"，并说鲫鱼"调胃实肠，与病无碍，诸鱼中惟此可常食"。

（3）乌鱼：俗称黑鱼，能补脾、利水。历代医家常用以治水肿、湿痹、疥癣等。《医林纂要探源》曾介绍："治一切风疮顽癣疥癞，年久不愈者。乌鱼一个，去肠肚，以苍耳叶填满，外以苍耳安锅底，置鱼于上，少少着水，慢火煨熟，去皮骨淡食，勿入盐、酱，功效甚大。"慢性皮肤湿疹属一切风疮顽癣之类，也可依照此法，是取乌鱼利水除湿之功。

（4）泥鳅：性平，味甘，既能补中气，又可祛湿邪，急慢性皮肤湿疹者食之最宜。《滇南本草》中记载："煮食治疮癣。"《四川中药志》亦云："利小便，治皮肤瘙痒、疥疮发痒。"

7 哪些五谷杂粮可以治湿疹

康康今年2岁了，这2年来他的湿疹总是反复发作，为了好好照顾他，妈妈索性辞了职，每天精心给康康调配饮食。经过康康妈妈的悉心照顾，康康的身体真的变棒了，湿疹的发作次数也少了。那么，康康妈妈是如何选择食物预防孩子湿疹的呢？

下面就介绍一些可以预防湿疹的食物：

（1）赤小豆：根据历代医家的经验，赤小豆有利水消肿、解毒排脓、清热祛湿、健脾止泻的功用。皮肤湿疹多因脾虚失运，湿毒为患。借助赤小豆健脾利湿、清热利水的作用，有利于皮肤湿疹患者的康复痊愈，故无论急慢性皮肤湿疹患者均宜多食。若将赤小豆研为极细粉末，撒患处或用鸡蛋清调涂患处，亦颇适宜。

（2）薏苡仁：性凉，味甘淡，有健脾、利湿、清热的作用。皮肤湿疹，湿热为患，食之颇宜。《本草新编》云："凡湿盛在下身者，最宜用之，阴阳不伤，湿病易去……用薏仁一二两为君，而佐之健脾祛湿之味，未有不速于奏效者也。"薏苡仁甘淡，利湿而健脾，利湿而不伤正，补脾而兼能利湿，药食兼用，最为有益。

（3）白扁豆：性平，味甘，亦药亦食，能补脾胃、化湿热。皮肤湿疹者食用，有药疗食、疗之效，有药补、食补之功。《药品化义》载："扁豆，味甘平而不甜，气清香而不窜，性温和而色微黄，与脾性最合。"皮肤湿疹患者，常食白扁豆，脾健运而湿热祛，有利于湿疹顽症治愈。

（4）绿豆：性凉，味甘，有清热、祛暑、利水、解毒的作用。古代医家认为绿豆主丹毒烦热、风疹，治痘毒。疗痈肿、痘烂等皮肤疾患，均借其清热、利水、解毒之力，急性皮肤湿疹者食之，有助于祛湿清热。

8 哪些常用食疗方可以有效预防湿疹

（1）薏米红豆粥：薏苡仁 30g，红小豆 15g。加水同煮至豆烂，酌加白糖，早晚分服。

（2）马齿苋煎：鲜马齿苋 30～60g，水煎，每日分数次服用，并可配合外洗。

（3）冬瓜汤：带皮冬瓜 250g，切块，煮汤食用。

（4）黄瓜煎：黄瓜皮 30g，加水煮沸 3 分钟，加糖适量，1 日 3 次，分服。

（5）绿豆海带粥：绿豆 30g，水发海带 50g，红糖适量，糯米适量。水煮绿豆、糯米成粥，调入切碎的海带末，再煮 3 分钟加入红糖即可。

专家提醒：

　　所有的菜在烹饪时只放油和盐；个别放酱油；不能放葱、姜、蒜。

9 湿疹的中医辨证食疗方

🦋 湿热型

（1）芹菜

【组成】芹菜250g。

【功能主治】清热化湿。适用于湿疹。

【用法用量】每天佐餐食用，吃法不限。

（2）绿豆粉香油

【组成】绿豆粉、香油各适量。

【功能主治】清热祛湿。适用于湿疹流黄水。

【用法用量】将绿豆粉炒至黄色，用香油调匀，外敷患处。

（3）海带鱼腥绿豆汤

【组成】绿豆30g，海带20g，鱼腥草15g，白糖适量。

【功能主治】清热祛湿。适用于急性湿疹。

【用法用量】将海带、鱼腥草洗净，同绿豆煮熟。喝汤，吃海带和绿豆。每天1剂，连服6～7天。

（4）马齿苋汁

【组成】鲜马齿苋250～500g。

【功能主治】清热化湿。适用于急性湿疹。

【用法用量】洗净切碎，煎汤服食。每天1剂，连服5～7剂。

（5）木棉花糖水

【组成】木棉花50g，白糖适量。

【功能主治】利湿清热。适用于湿疹。

【用法用量】木棉花加清水2碗半，加白糖适量，煎至1碗，去渣饮用。

（6）猪胆汁拌黄柏粉

【组成】猪胆汁、黄柏各适量。

【功能主治】清热利湿。适用于湿疹。

【用法用量】上药晒干，研末，外敷患处。

（7）双豆汤

【组成】绿豆30g，赤小豆30g，冰糖适量。

【功能主治】清热利湿。适用于湿疹。

【用法用量】先煮绿豆、赤小豆，待皮脱后纳入冰糖同煮。

（8）双汁饮

【组成】冬瓜500g（去皮、瓤），西瓜500g（去皮、籽）。

【功能主治】清热除湿。适用于湿疹。

【用法用量】以水3碗煮冬瓜（切条）至水1碗，去渣待凉。再将西瓜肉包裹绞汁，加入冬瓜汁内冷饮之。每天1剂，连服1周。

🦋 血热型

（1）茅根薏仁粥

【组成】生薏苡仁300g，鲜白茅根30g。

【功能主治】清热凉血，除湿利尿。适用于湿疹。

【用法用量】先煮白茅根20分钟，去渣留汁，纳入生薏苡仁煮成粥。

（2）牡蛎烧慈菇

【组成】牡蛎肉100g（切片），鲜慈菇200g（切片），调料适量。

【功能主治】清热凉血，除湿解毒。适用于湿疹。

【用法用量】将牡蛎肉煸炒至半熟，加入鲜慈菇后同煸，纳调料，加清汤，武火烧开，文火焖透，烧至汤汁浓稠即可。

（3）甘蔗煲粥

【组成】甘蔗500g，大米及清水适量。

【能主治】清热凉血。适用于湿疹。

【用法用量】甘蔗切成小段，劈开，加米及清水煮粥食用。

（4）蛇肉汤

【组成】大乌梢蛇 1～2 条。

【功能主治】祛风，通络，止痉。适用于湿疹反复发作者。

【用法用量】将蛇去头宰杀，煮汤，吃肉喝汤，连食 3～4 次。

湿阻型

（1）玉米须莲子羹

【组成】莲子 50g（去芯），玉米须 10g，冰糖 15g。

【功能主治】清热利尿，除湿健脾。适用于湿疹。

【用法用量】先煮玉米须 20 分钟后捞出，纳入莲子、冰糖，微火炖成羹即可。

（2）鲤鱼赤豆汤

【组成】鲤鱼 1 条（约 500g），赤小豆 30g，调料适量。

【功能主治】健脾除湿，滋阴润燥。适用于湿疹。

【用法用量】洗净鲤鱼，先煮赤小豆 20 分钟，加入鲤鱼同煮，待鱼熟豆烂后，纳调料即可。

（3）清蒸鲫鱼

【组成】鲫鱼 1 条（约 300g），陈皮 10g（切丝），调料适量。

【功能主治】健脾除湿，滋阴润燥。适用于湿疹。

【用法用量】将陈皮、姜放入鲫鱼肚内，加调料、清汤，同蒸至熟烂即可。

（4）山药茯苓糕

【组成】生山药 200g（去皮），茯苓 100g，大枣 100g，蜂蜜 30g。

【功能主治】健脾除湿，滋阴润燥。适用于湿疹。

【用法用量】先将生山药蒸熟，捣烂。大枣煮熟，去皮、核，留肉。茯苓研细粉，与枣肉、山药拌匀，上锅同蒸成糕，熟后淋上蜂蜜即可。

（5）冬瓜莲子羹

【组成】冬瓜 300g（去皮、瓤），莲子 200g（去皮、芯），调料适量。

【功能主治】健脾除湿，利尿清热。适用于湿疹。

【用法用量】先将莲子泡软，与冬瓜同煮成羹，待熟后加调料。每日1剂，连服1周。

（6）薏米山药饼

【组成】小麦粉150g，薏米粉100g，山药粉100g，发酵粉适量。

【功能主治】健脾除湿，清热利尿。适用于湿疹。

【用法用量】将前3味调匀，入发酵粉后，加水调匀，烙饼，每个重50～60g。每日2个，连服5日。

（7）萹蓄粥

【组成】萹蓄50g，粳米100g。

【功能主治】清热利湿。适用于皮肤湿疹。

【用法用量】萹蓄加水200mL，煎至100mL，去渣留汁，入粳米，再加水600mL左右，煮成稀粥。每日早晚温服。

（8）土豆汁

【组成】鲜土豆1000g。

【功能主治】健脾和胃。适用于皮肤湿疹。

【用法用量】将鲜土豆洗净榨汁，饭前服2汤匙。

🐾 血燥型

（1）三仁饼

【组成】小麦粉200g，胡桃仁15g（研细），花生20g（去皮，研细），茯苓粉100g，发酵粉适量。

【功能主治】养血润燥，滋阴除湿。适用于湿疹。

【用法用量】先将小麦粉、茯苓粉和匀，加水调成糊状，再入发酵粉，拌匀后将胡桃仁、松子仁、花生仁撒于面团内，制成饼服用。

（2）龟肉茯苓膏

【组成】龟肉、土茯苓各适量。

【功能主治】适用于一切湿疹。

【用法用量】上两味熬膏服食。

（3）归竹蛇汁

【组成】乌梢蛇（干）15g，当归 9g，玉竹 15g。

【功能主治】适用于慢性湿疹。

【用法用量】上三味同煎服，每日 1 剂，连服 10～15 剂。

（4）桑百枣果汤

【组成】桑葚 30g，百合 30g，大枣 10 枚，青果 9g。

【功能主治】适用于慢性湿疹。

【用法用量】共同煎服，每日 1 剂，连服 10～15 剂。

（5）焦炒胡桃仁

【组成】胡桃仁适量。

【功能主治】滋阴润燥。适用于湿疹。

【用法用量】将胡桃仁捣碎，炒至色黄出油为度，然后研成糊状，敷于患处。常用可痊愈。

（6）复方蛋黄油

【组成】蛋黄油 20mL，轻粉 2g。

【功能主治】适用于阴囊湿疹。

【用法用量】将轻粉研细，调入蛋黄油，贮瓷瓶内备用。使用时搽涂患处，每日 4～5 次，3 日左右可愈。

10 夏季调治湿疹的药膳有哪些

这个夏天酷热难耐，在燥热的环境下人们的食欲很受影响，小孩子更是如此。俊俊患了湿疹，身上奇痒，什么也不想吃，什么也吃不下，已经 3 天没好好吃东西了。妈妈十分担心孩子营养跟不上了，于是就四处寻求夏季调治湿疹的药膳。

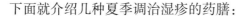

下面就介绍几种夏季调治湿疹的药膳：

（1）绿豆百合苡仁汤

【组成】绿豆 30g，百合 30g，薏苡仁 15g，芡实 15g，怀山药 15g，冰糖适量。

【功效】清热解毒，健脾除湿。

【主治】脾虚湿盛型湿疹。

（2）茅根薏苡仁粥

【组成】生薏苡仁 300g，鲜白茅根 30g。

【功效】清热凉血，除湿利尿。

【主治】湿热蕴结型湿疹。

（3）茵陈苓豆粥

【组成】茵陈 30g，赤小豆、薏苡仁各 50g，白茯苓粉 20g，白糖适量。

【功效】清热利湿。

【主治】湿热蕴结型湿疹。

（4）两地青蒿茶

【组成】生地黄、地骨皮、青蒿各 15g。

【功效】清热凉血。

【主治】血热动风型湿疹。

（5）黄芪炖鲤鱼

【组成】鲤鱼 1 条（约 500g），黄芪 30g，生姜、葱、盐及味精适量。

【功效】健脾益气。

【主治】脾虚型湿疹。

专家提醒：

　　夏季宝宝的食欲差，选择合适的食疗方可有效预防和治疗宝宝的湿疹。

11 让宝宝远离湿疹饮食注意什么

只要合理安排小儿的饮食，配合必要的药物治疗，小儿湿疹是可以控制的。为了防治湿疹，在饮食上应注意以下几点：

（1）尽量采用母乳喂养。一般来讲，牛奶容易引发湿疹；极个别者也可由母乳引起。

（2）添加辅食时，应由少到多一种一种添加，让孩子慢慢适应，也便于家长观察是何种食物引起的过敏。

（3）已患湿疹的孩子，应避免或减少食鱼、虾、蟹等海味或刺激性较强的食物。

（4）给患儿多吃清淡、易消化、含有丰富维生素和矿特质的食物，这样可以调节婴幼儿的生理功能，减轻皮肤过敏反应。

（5）对于轻度湿疹，没必要让孩子过度忌食，应注意膳食平衡。但对于那些病情严重，易反复发作，且已影响到日常睡眠的患儿，应尽量寻找过敏原。在湿疹严重发作时，即使对虾、蟹等蛋白质食物不过敏的患儿也应少食，以免加重病情。

12 湿疹宝宝不能吃什么食物

嘉嘉现在 6 个月了，医生说可以添加辅食了。妈妈怕孩子缺钙，就给嘉嘉买了海鲜，可第二天嘉嘉身上就出现了很多小红疹。妈妈给孩子吃了息斯敏，效果不佳，这才带嘉嘉去医院。医生说是湿疹，给开了护童紫草油，但用了一段时间没有效果。后来又给孩子用了杏璞霜（儿童

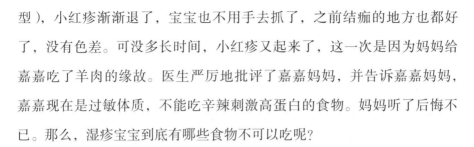

型），小红疹渐渐退了，宝宝也不用手去抓了，之前结痂的地方也都好了，没有色差。可没多长时间，小红疹又起来了，这一次是因为妈妈给嘉嘉吃了羊肉的缘故。医生严厉地批评了嘉嘉妈妈，并告诉嘉嘉妈妈，嘉嘉现在是过敏体质，不能吃辛辣刺激高蛋白的食物。妈妈听了后悔不已。那么，湿疹宝宝到底有哪些食物不可以吃呢？

除了皮损、痒得难受之外，湿疹带给患者的最大困扰可能就是饮食限制。实际上，忌口主要的目的是为了避免过敏引起病情加重或复发。湿疹是一种常见皮肤病，其病因与饮食结构的改变有很大关系。在我国，容易引起变态反应的食物很多，对于湿疹宝宝要注意忌食下列几类食品：

（1）富含蛋白质的食物，如牛奶、鸡蛋等。牛奶及奶制品是常见的过敏食物，也是婴儿湿疹患者的常见过敏原。许多婴幼儿喝了牛奶或奶粉后可诱发湿疹，也有表现为消化道过敏，如呕吐、腹痛、吵闹。家长应注意婴儿的表现并考虑是不是由过敏引起的。牛奶中的蛋白是最强的过敏原，但这种蛋白不耐热，经高温煮沸处理后，其过敏原性可减弱。鸡蛋以及蛋制品可以导致各个年龄段患者的过敏反应，其中蛋清中的卵蛋白是诱发过敏的主要成分，蛋黄较少诱发过敏。此外鹌鹑蛋、鸭蛋和鹅蛋等也可诱发过敏反应。经高温处理后，禽蛋的过敏概率可明显降低。

（2）某些富含蛋白质而不易消化的食品，如蛤蚌类、鱿鱼、乌贼等。

（3）种子类食品，如花生、黄豆、芝麻等油料作物。这些油料作物含有较高的蛋白和糖蛋白，如花生中的过敏原成分为 Ara h1 和 Ara h2。

（4）虾、鱼等海味。虽然海鲜营养丰富、味道鲜美，但很容易诱发过敏。金枪鱼和鲑鱼等鱼肉颜色偏红的鱼类及虾、蟹等甲壳纲海产品均含有较高的过敏原成分，而且这些过敏原通常耐热，烹饪后也常常会诱发过敏。此外，海产品容易过敏也可能与海产品容易被微生物侵袭而腐败有关。

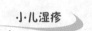

（5）具有特殊刺激性的食品，如辣椒、酒、芥末、胡椒、姜、大葱、大蒜、生姜、调味品（胡椒面、芥末油、五香面、咖喱粉和孜然粉等香辛料）和酒类等。大部分湿疹患者都会被告知要少吃辛辣刺激性食物，这些对于其他皮肤病患者来说也是需要忌食的。

（6）某些生吃的食品，如生葱、生蒜、生西红柿等；生食的某些坚果，如杏仁、栗子、核桃等。

（7）某些富含细菌的食品，如死鱼、死虾、死螃蟹以及不新鲜的肉类；某些富含真菌的食品，如蘑菇、酒糟、米醋等。

（8）某些水果，如桃、葡萄、荔枝、香蕉、菠萝、桂圆、芒果、草莓等，也是引起过敏的主要食物。桃子中有多种成分可导致患者过敏，表现为口唇水肿、痒、全身风团和喉头水肿等。通常来说水果的过敏原性较低，但因为水果多数是生吃的，这就容易诱发过敏症状，特别是果籽和果皮更易诱发过敏。大多数水果的过敏原是不耐热的，因此制成罐头或水果干后就较少诱发过敏。

专家提醒：

　　对于湿疹患儿来说，只要能排除过敏这一因素，大部分食物都不必忌口。一味忌口反而可能影响身体健康并增加心理负担，不利于治疗。如果不能确定过敏原时，对易过敏食物保持理性的认识也是必要的。

小儿湿疹

预防、养护与康复

在治疗湿疹的过程中，预防、养护很重要。要注意皮肤卫生，勿用热水或肥皂清洗皮损，不用刺激性止痒药物。去除一切可能的致病因素，避免对皮肤过度刺激。尽量避免抓挠患部，以防感染。食物以清淡易消化为佳，适当多吃新鲜蔬菜和水果。避免进食辛辣刺激性食物或海鲜发物，暂时少吃或不吃高蛋白食物。

1 预防湿疹应该注意什么

避免空气干燥

据专家介绍，干燥的空气是引发皮肤病的重大因素之一。每年冬天，尤其是室内使用暖气时常给我们的身体健康带来不良影响，应注意尽量保持室内温度。可以考虑使用湿气机，而且每个房间都应该有一个，且室温不宜过高。外出时要注意防晒，可以打伞或做一些其他防晒措施。如果是宝宝的话，要勤换衣服，且衣服要尽量宽松，不能太厚太紧，细布全棉织品的衣服最好。

避免交叉感染

要注意日常生活习惯，尽量穿棉质的衣服，注意卫生，避免因交叉感染引起的湿疹。

避免各种外界刺激

外界的刺激无疑是诱发湿疹的关键所在。特别应避免各种外界刺激，如搔抓、热水烫洗、洗澡时间过长、肥皂擦洗等。饮食方面，尽量少吃或不吃易过敏或刺激性食物，如海鲜、咖啡、辣椒、酒等。如果是敏感体质应减少或避免接触环境中的尘土、尘螨、花粉、宠物皮毛等常见的过敏原。

 改善生活环境

一个好的生活环境是预防湿疹的必要条件。改善生活环境要从点滴做起。避免居住地潮湿、阴暗，而且要注意通风。保持清洁卫生，避免灰尘刺激皮肤。室内温度不宜过高，避免过热或出汗。调整好饮食结构和身体状况，增强身体的抵抗力，降低湿疹的发病率。

专家提醒：

在湿疹宝宝的治疗和调理过程中，有意识地让孩子避免接触诱发因素很重要。

2 湿疹的常用护理有哪些

默默3岁了，这几天脸上又有红红的"痘痘"了，每到转换季节的时候都会有的。妈妈以为没什么事也没在意，可这一次默默实在痒得受不了，妈妈带她到医院检查，医生诊断是湿疹，说默默的湿疹很严重，要注意按时、规律用药，还要加强日常护理。那么，得了湿疹平时饮食和穿衣都有哪些要注意的呢？

宝宝得了湿疹，许多妈妈都不知应该怎样帮宝宝护理。下面介绍一些湿疹常用的护理方法及注意事项：

（1）妈咪爱适用于肠道菌群失调引起的腹泻、便秘等症，也可以用于肠道慢性炎症等疾患。它不是保健品，不适合长期服用。长期服用可能导致肠道菌群失调，反而会引起腹泻、便秘等症。

（2）不能吃花生或用肥皂给孩子洗澡、洗脸、洗衣服。

（3）少吃猪肉、鸡肉、鱼、蛋，多吃蔬菜、水果，多喝水。

（4）用艾叶煮水洗澡。

（5）患儿多是湿热、内热体质，中药调理比激素药膏好一点儿。

（6）忌口很重要，有些光感蔬菜不能吃（菜市场上常见的芹菜、莴苣、油菜、菠菜、苋菜、小白菜等都是光敏蔬菜）。

（7）注意保湿，每天洗脸以后擦点儿童霜。

（8）避免过量喂食，防止消化不良。

（9）如系牛奶过敏，可把牛奶多煮开几次，改变其蛋白结构，减少致敏因素。奶内少加糖，或试用其他代乳食品。

（10）如系某些食物过敏，可开始吃少量，再慢慢加量，使小儿逐渐适应。吃鸡蛋时，试着单吃蛋黄，不吃蛋白，必要时可选用植物蛋白食物。

（11）食物中要有丰富的维生素、无机盐和水，糖和脂肪要适量。少吃盐，以免体内积液太多。

（12）母乳喂养小儿如患湿疹，乳母应暂停吃易引起过敏的食物。

（13）尽量少用肥皂，不用碱性大的肥皂。除用适用于婴儿的擦脸油外，不用任何化妆品。

（14）避免受外界刺激。家长要经常留意宝宝周围的温度及湿度的变化。患接触性皮炎的宝宝，尤其要避免皮肤暴露在冷风或强烈日晒下。夏天，宝宝运动流汗后，应仔细为他抹干汗水；天冷干燥时，应替宝宝擦上防过敏的非油性润肤霜。除了注意天气变化外，家长不要让宝宝穿易刺激皮肤的衣服，如羊毛、丝、尼龙等。宝宝穿衣以柔软浅色的棉布为宜，衣服要宽松，不要穿盖过多，捂得过热。

（15）为避免抓破皮肤发生感染，可用软布松松包裹宝宝双手，但要勤观察，防止线头缠绕手指。

（16）头皮和眉毛等部位结的痂皮，可涂消过毒的食用油，第二天再轻轻擦洗。

（17）在湿疹发作时，不做预防接种，以免发生不良反应。

（18）保持皮肤清洁干爽。给宝宝洗澡的时候，宜用温水和不含碱性的沐浴剂来清洁宝宝的身体。患有间擦疹的宝宝，要特别注意清洗皮肤的皱褶处。洗澡时，沐浴剂必须冲净。洗完后，抹干宝宝身上的水分，再涂上非油性的润肤膏，以免妨碍皮肤的正常呼吸。宝宝的头发亦要每天清洗。若已经患上脂溢性皮炎，仔细清洗头部便可除去疮痂。如果疮痂已变硬黏住头部，则可先在患处涂上橄榄油，过一会儿再洗。

（19）修短指甲。若患上剧痒的异位性皮炎或接触性皮炎，家长要经常修短宝宝的指甲，减少抓伤的机会。

（20）除异位性皮炎外，其他湿疹都无须忌口。让宝宝少吃动物蛋白质，如牛奶、蛋，且必须在医生或营养师的监督下进行。在没有明显证据时，最好不要随便禁食某类食品。不提倡为了避免过敏，而使宝宝得不到应有的营养。在忌口期间，一般性的治疗，如润滑膏及药膏，必须持续使用。

（21）保持室内通风。

专家提醒：

　　湿疹不是"不治之症"，由于此病发病原因极为庞杂，常给治疗带来困难。应该与医生合作，建立治愈的信心，尽可能避免各种可疑致病因素，如热水洗烫、过多使用肥皂、用力搔抓及外用药不当等；勿食辣椒、鱼、虾、蟹或浓茶、咖啡、酒类；衣被不宜用丝、毛及化纤等制品；平时保持大便通畅、睡眠充足；冬季注意皮肤干净及润泽。这些都可减少湿疹的复发。

3 "奶癣"与吃奶有关系吗

4个月大的欣儿原本粉粉嫩嫩的,很惹人喜爱。但最近一些密集的小丘疹爬上了她原本粉嘟嘟的脸蛋,皮肤也变得干干的,还有灰白色的鳞屑。家里的老人认为,欣儿是得了奶癣,最好的方法就是及时给欣儿断奶,切断"源头"。为此,欣儿的妈妈非常犹豫,一方面她不愿意看到欣儿因为奶癣瘙痒,日日寝食不安,另一方面又担心太早断奶不利于欣儿的健康成长。老人的做法对吗?得了"奶癣"断奶能解决问题吗?

这种做法是不对的。奶癣,即小儿湿疹,又名异位性湿疹,是一种非常普通的慢性皮肤病,不会传染。约有3%的3岁以下儿童会受到影响,60%会在1岁以下病发,80%会在5岁以下病发,约70%的患儿有个人或家族性的过敏性疾病。奶癣的病发和患儿的免疫系统有直接的关系,尤其是免疫系统稍弱的婴儿,或婴儿的皮肤先天比较干燥,便很容易受某类的病菌和过滤性病毒感染。另外,还与血清中的免疫球蛋白 IgE 较高有关,它可使宝宝对某些食物或物质特别过敏。

对以奶类食品为主食的婴儿来说,得了奶癣是否还能吃奶,得从寻找过敏原做起。引起婴儿发生奶癣的可能过敏食物不外乎牛奶、母乳或添加的辅食。若怀疑是牛奶过敏,一则可以将牛奶多煮沸几次,以破坏致敏的蛋白质,然后再喂孩子;二则可以用豆奶、奶糕等代乳品来替代牛奶喂养。

如果奶癣的发生与母乳有关,那就得仔细分析一下了,因为母乳的乳汁成分在很大程度上与母亲的膳食有关。母亲应仔细回顾一下,是否吃了某些易过敏的食物,以至于这些致敏物质通过乳汁进入孩子体内而诱发奶癣或加剧奶癣的症状。如果婴儿奶癣与母亲膳食有关,哺乳的母亲就应暂时停止进食鸡蛋、鱼、虾、蟹等易致敏食物,不吃具有刺激性的食物。

千万不要盲目地停止母乳喂养，因为母乳是婴儿最佳的天然食品，不仅营养丰富，容易消化吸收，而且母乳中含有大量的免疫球蛋白，可增强婴儿的免疫力，提高机体的抗病能力，促进孩子的生长发育，是任何食物都无法替代的。如果既不是牛奶也不是母乳，而是对添加的其他辅食过敏所致的奶癣，只要限制过敏辅食的摄入即可。

专家提醒：

盲目禁食母乳或牛奶，对胃肠功能尚不健全，以奶类食品为主食的小婴儿来说，弊多利少，甚至会造成营养不良，影响生长发育。

4 湿疹宝宝能洗澡吗

今年夏天酷热无比，人们都很焦躁烦闷。刚出生3个月就得了湿疹的轩轩，更是烦躁不安。轩轩起了一身的疹子，经常用手搔抓，有些地方都已经脱屑了。轩轩还经常哭闹，妈妈实在照顾不了轩轩了，就把轩轩奶奶从老家接了过来。奶奶得知，轩轩因为得湿疹已经十几天没洗澡了，就赶紧给轩轩用温水洗澡。只是站在一旁的妈妈很疑惑：本来就得了湿疹，还能洗澡吗？

其实，轩轩妈妈的观点是不对的，湿疹宝宝不仅能洗澡而且要勤洗澡。洗澡可以保持孩子皮肤清洁，去除污垢，起到防止感染的作用。给洗澡水添点沐浴油是很好的，也可防止皮肤干燥。泡澡十分有利于皮肤恢复水分和柔软。当然洗澡也要讲究一定的方法，如脱衣服时孩子们的

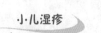

皮肤经常会受到摩擦，也许会使孩子皮肤变得更糟。因此一定要先准备好洗澡水，脱衣服后立刻就把孩子放入澡盆。不要用普通肥皂，有刺激性，最好用温和的沐浴乳清洁皮肤，既没刺激又易使用。水温要清凉，浴室要暖和，以避免任何温度突然变化引起皮肤发痒。一洗完澡，除了头部外的其他部位不要用毛巾擦，当皮肤还湿的时候，要马上涂保湿霜。

专家提醒：

湿疹宝宝经常洗澡对治疗是有益的。

5 顽固湿疹该如何预防

3岁的锦锦从刚满月时就患了湿疹，妈妈那时由于工作忙并没在意，也没好好地给锦锦治疗，以至于小锦锦的湿疹总是反复发作，而且每次发作治疗也比别的孩子困难，妈妈后悔不已。那么怎样才能有效预防顽固性湿疹呢？

湿疹是一种常见的皮肤疾病，可发生于身体的任何部位，且比较顽固，常反复发作，甚至继发感染，影响人们的正常生活。

湿疹的皮肤形态多种多样，有红斑、丘疹、丘疱疹、糜烂、渗液、苔藓样变等，还伴有明显的瘙痒。根据皮疹的形态，可将其分为急性期、亚急性期、慢性期三期。与湿疹发生和发展相关的因素较多，如过敏体质、外在物理化学性刺激、饮食及精神因素等。

由于湿疹的病因及发病机理复杂，故而目前尚无根治方法。防治湿疹，首先应尽力找出病因，予以祛除；其次应避免搔抓、烫洗患处等不恰当的处理，以免加重病情；再次应积极去医院寻求医生的帮助，并配合医生治疗，以使病情尽快好转。中医有一个治疗婴儿湿疹重症的处方，即取黄连、黄柏、乳香、龟甲各5g，均研成粉，用香油调匀敷患处。效果较好，可以一试。

专家提醒：

　　湿疹发病容易反复。孩子一旦发病要及时治疗，以免发展成顽固性湿疹。

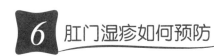

6　肛门湿疹如何预防

　　肛门湿疹是肛肠科常见的一种过敏性皮肤病，以瘙痒、有分泌物渗出、皮疹呈多形性、易复发为主要特点。任何年龄，均可发病。其病变多局限于肛门及肛周皮肤，也可延及会阴部以及外生殖器等部位。那么，得了肛门湿疹会有什么危害呢？应如何预防？

　　❤ 肛门湿疹的危害性

　　（1）疼痛：肛门周围皮肤因搔抓破溃，可导致皲裂、感染，常发生肛门疼痛和排便时疼痛。

　　（2）瘙痒：肛门湿疹引起的瘙痒呈阵发性奇痒，搔抓局部后，可使皮肤破损而痛痒加剧；瘙痒难忍时，可影响学习、工作、睡眠等。瘙痒也是肛门湿疹的主要症状。

　　（3）肛门潮红：肛门皮肤因湿润、摩擦或搔抓，使肛周皮肤或皮肤皱襞呈淡粉红色并使水肿。渗出液可引起肛门潮湿不适、内裤污染和皮肤损伤。

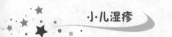

肛门湿疹的预防

（1）尽量避免外界各种物质的刺激，譬如热水烫洗肛门、过度暴力挠抓等。要禁用有刺激性的化妆品。

（2）禁止食用发性食物，如鱼、虾、蟹、甲鱼等。

（3）锻炼身体，增强体质，对提高本病的治疗效果有积极作用。

专家提醒：

现在许多家长都给孩子用尿不湿，但在给孩子用尿不湿时要注意预防湿疹的发生。

7 婴儿湿疹如何预防

婴儿湿疹预防很重要。平时小儿内衣应穿松软宽大的棉织品或细软布料，不要穿化纤织物。内、外衣均忌羊毛织物及绒线衣衫。最好穿棉花料的夹袄、棉袄、绒布衫等。

要密切注意患儿的消化状态，如是否对牛奶、鸡蛋、鱼、虾等食物过敏。母乳喂养的患儿，母亲应避免进食容易引起过敏的食物。

患儿要避免碱性肥皂、化妆品或者香水等的刺激。发病期间不要进行卡介苗或其他预防接种。要避免与单纯疱疹（俗称"热疮"）的患者接触，以免发生疱疹性湿疹。

专家提醒：

　　湿疹会到受多种外界因素的影响。这些因素十分重要，每天的护理都要考虑到。当这些因素直接接触到皮肤时就会产生麻烦。

8 冬季预防湿疹应注意什么

　　湿疹是一种常见的过敏性皮肤病，以皮疹多样性、对称分布、剧烈瘙痒、反复发作、易演变成慢性为特征。湿疹可发生于任何年龄、任何部位、任何季节，但常在冬季复发或加剧。

　　冬季寒冷干燥，很多人皮肤会出现干裂、瘙痒的症状。冬季皮肤干燥与不适当的清洗习惯有关。随着大风降温，北方的天气日渐干燥，皮肤会因汗腺、皮脂腺分泌的减少和失去较多的水分而变紧、发干，如果再清洗过度，会损伤皮肤角质层和皮脂膜。此时，可在破裂脱皮的皮肤局部涂抹维生素 E 软膏、凡士林软膏等油脂性软膏。前者可以软化角质层，后者则能在肌肤表面形成一道保护膜，起到滋润和保护的作用。

专家提醒：

　　避免皮肤干燥应尽量少用碱性强的洗涤用品，不要频繁洗浴，及时使用保湿护肤品。如果皮肤严重干裂或出现其他复杂症状，应及时到医院就诊。

9 患湿疹的儿童常为过敏体质，他们可以接种疫苗吗

薇薇2岁半了，得了湿疹，医生说孩子是过敏体质，湿疹是由此引起的。最近，薇薇要注射疫苗，妈妈就有些犯难了，薇薇是过敏体质，可以注射疫苗吗？会不会加重过敏？

"过敏体质"在医学上是一个模糊的概念。根据经验，对于过敏体质儿童，真正因疫苗引起的严重过敏反应罕见。我们认为，相对于不接种的患病风险，接种的获益更大。对所谓过敏体质者接种后可加强观察，如果有过敏表现，可以及时对症治疗，一般不会对健康造成影响。对于湿疹儿童，如果在急性期，可以推迟接种；如果是慢性迁延的湿疹，建议在严密观察下接种疫苗。

专家提醒：

　　湿疹宝宝应该接种所有疫苗，就像正常的孩子一样。如果家长非常担心，可以到医院里在严格的医疗监控下注射。注射后的几天湿疹可能会恶化，但通常不是什么大问题。

 如何预防尿布疹

（1）在每次大便之后要帮助宝贝将屁股和外阴部位洗干净。女宝宝应按从身前到身后的方向进行清洗，可以避免尿道受染。

（2）平时要勤快地帮助宝贝更换尿布，不要让宝贝的臀部和脏尿布接触的时间过长。

（3）选用吸水效果好的纯棉布料作为尿布。一定不要用含有化学纤维的尿布，因为这种材料不仅吸水效果差，而且还有刺激性。用了很久的棉布也不要给宝贝使用，这种布曾使用过，所以布面不光滑，容易使肌肤起疹子。

（4）脏尿布和脏衣裤必须及时洗干净，彻底晾晒之后才能给孩子使用。

（5）频繁的水洗、擦拭会导致肌肤表层的天然油脂损失，从而引发疹子。妈妈给宝宝适度清洁即可。

（6）洗尿布的时候，先把大便清理掉，再放入水中浸一浸，再用热水进行消毒，继而用清水将尿布洗净并晒干。

（7）纸尿裤要与宝贝的腰、腿贴得严一点，避免尿液的积留。注意要用透气效果好的纸尿裤，有利于局部保持干燥。